親ゆびを刺激すると脳がたちまち若返りだす!

認知症専門医 長谷川嘉哉

サンマーク出版

ヒトより、速く走れる動物はたくさんいる。
ヒトより、高く飛べる動物はたくさんいる。
ヒトより、力の強い動物もたくさんいる。

しかし、

ヒトより、手先の器用な動物はいない。

サルからヒトに進化するとき、
手の指は大切な役割を果たした。
獲物をとるために、
石をつかみ、道具をつくり、武器をつかいこなす。
手先を器用につかうたびに
脳は活性化され、
その領域を大きくしていった。

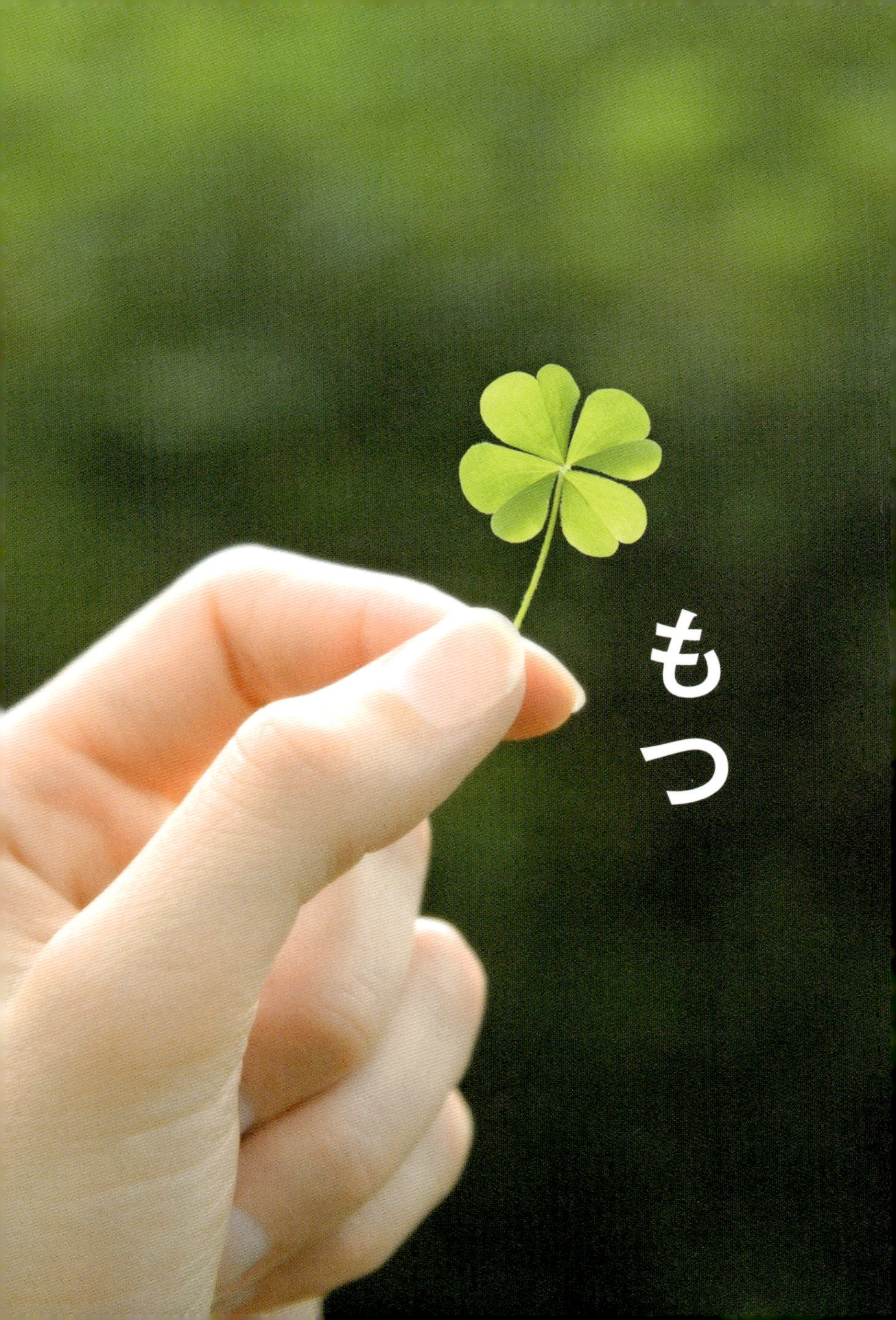
もつ

つかむ
きる
むすぶ
はめる
ひねる
まわす

脳からの「指令」はますます複雑になっていったが、
指先はそれを見事に表現してみせた。
こうして、さらに脳は活性化していった。
指の発達と脳の発達は、連動している。
指の進化は、脳の進化なのだ。

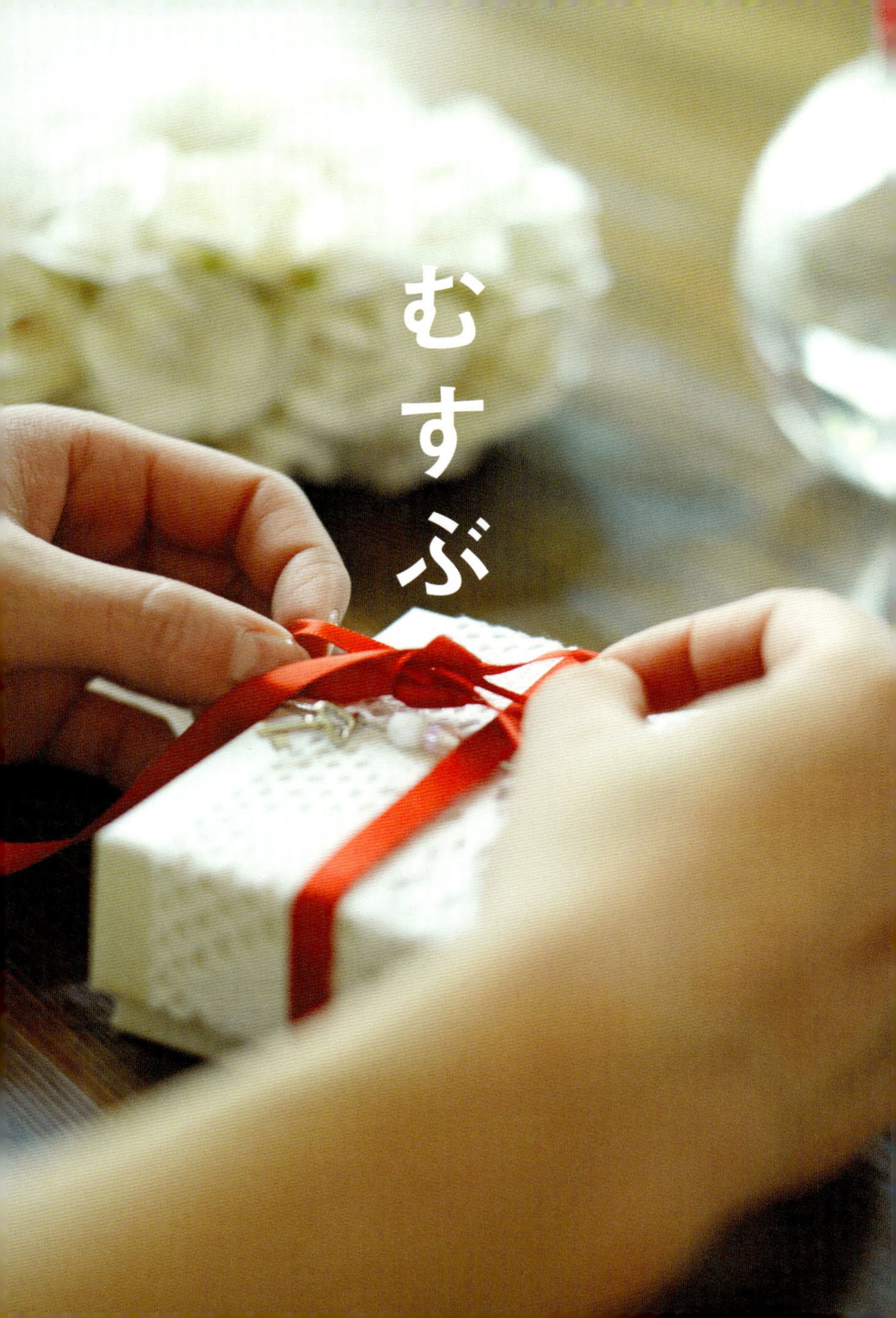
むすぶ

脳からの複雑な指令を実現するうえで、
もっとも大切な指がある。

親ゆびだ。

ほかの４本の「指」と区別するため、
本書では親指を「親ゆび」とかくことにする。

日常の動作をイメージしてほしい。
むすぶ、はめる、ひねる、きる……。
もし、親ゆびがなかったら、これらの動作は困難をきわめるだろう。

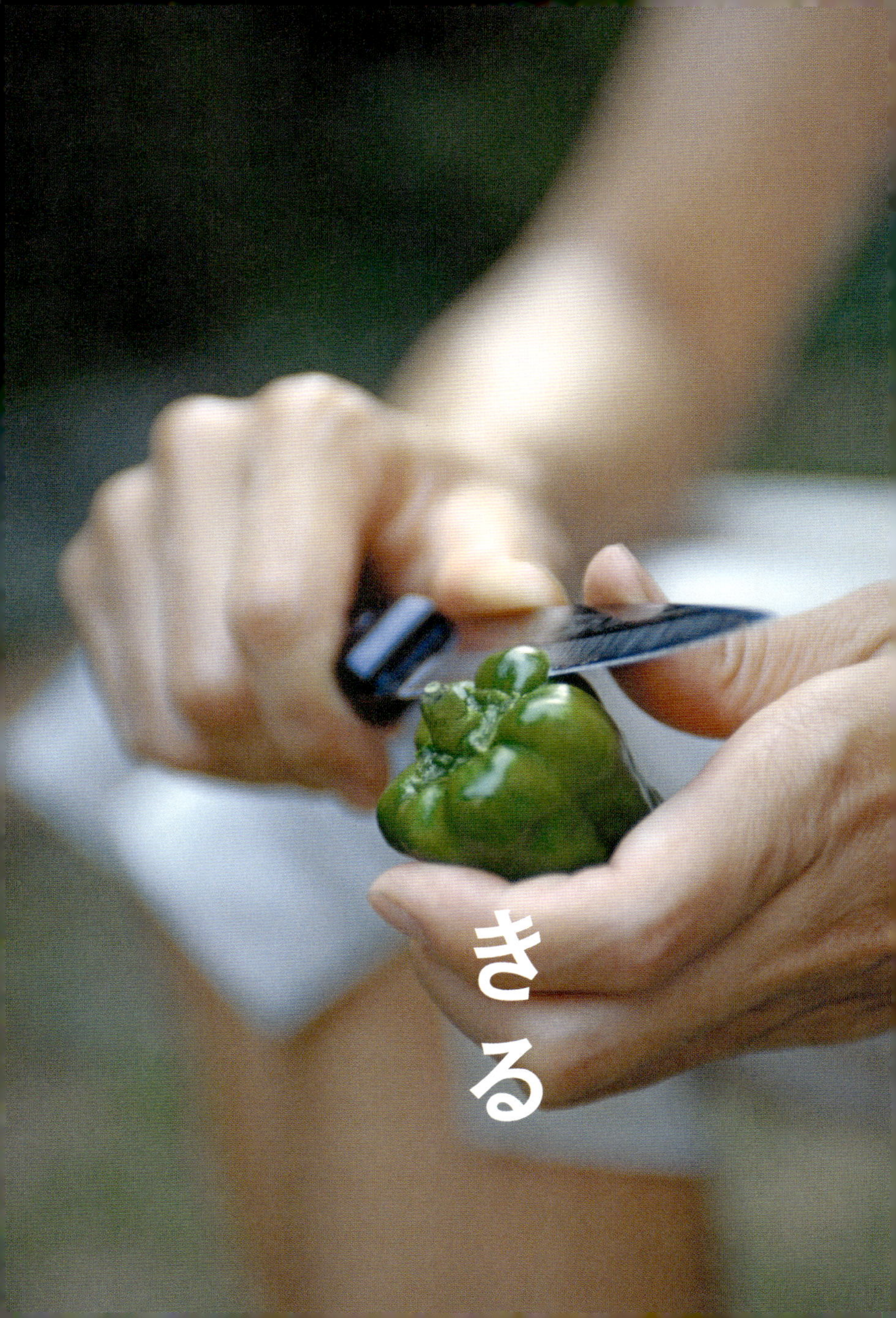
きる

人間の親ゆびは、特別だ。
ほかの4本の指の腹と「向かい合わせる」ことができるし、
自在に「ぐるぐるまわす」こともできる。
こんな自在な動きができるのは、5本指のなかでも親ゆびだけだ。
これによって、さまざまな動作が可能になった。

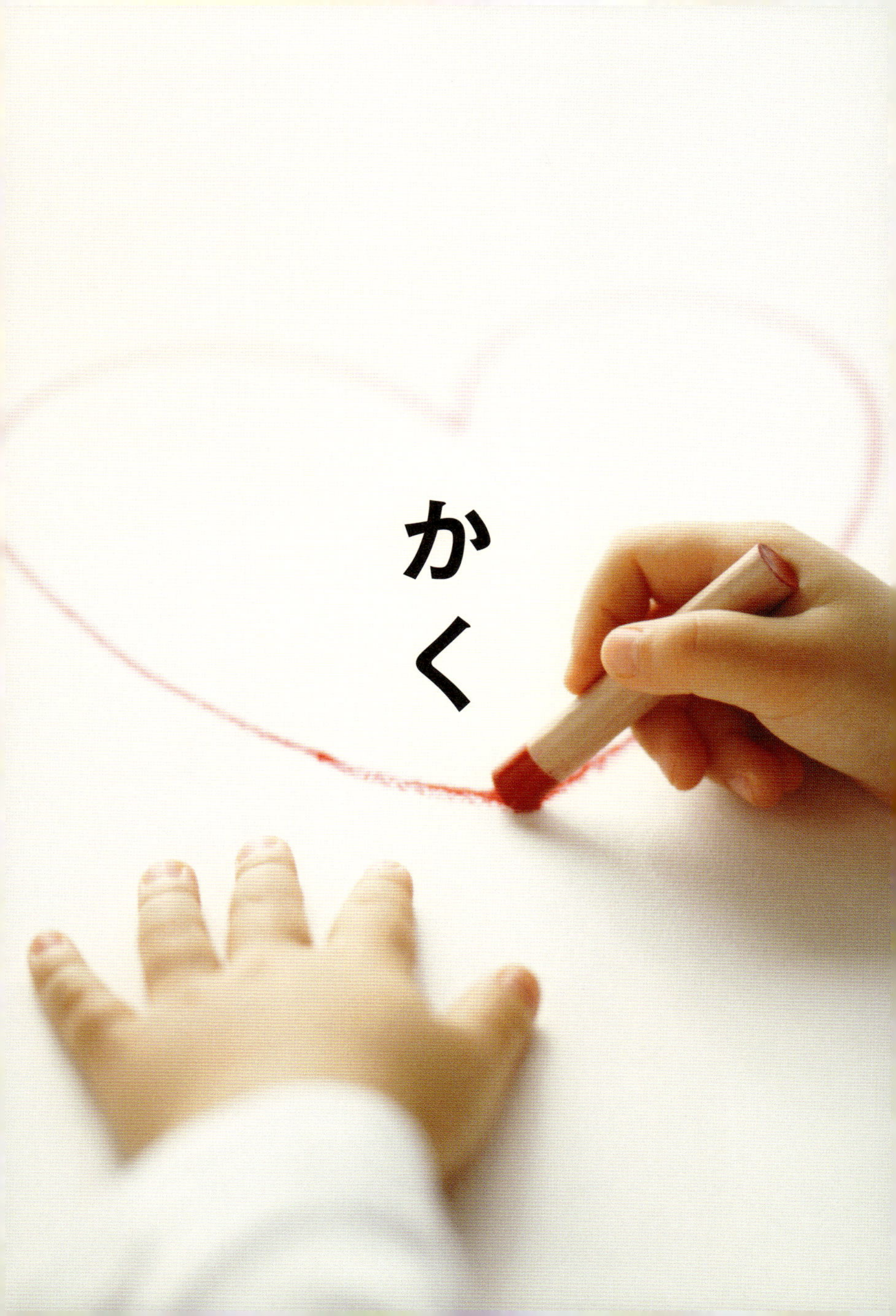
かく

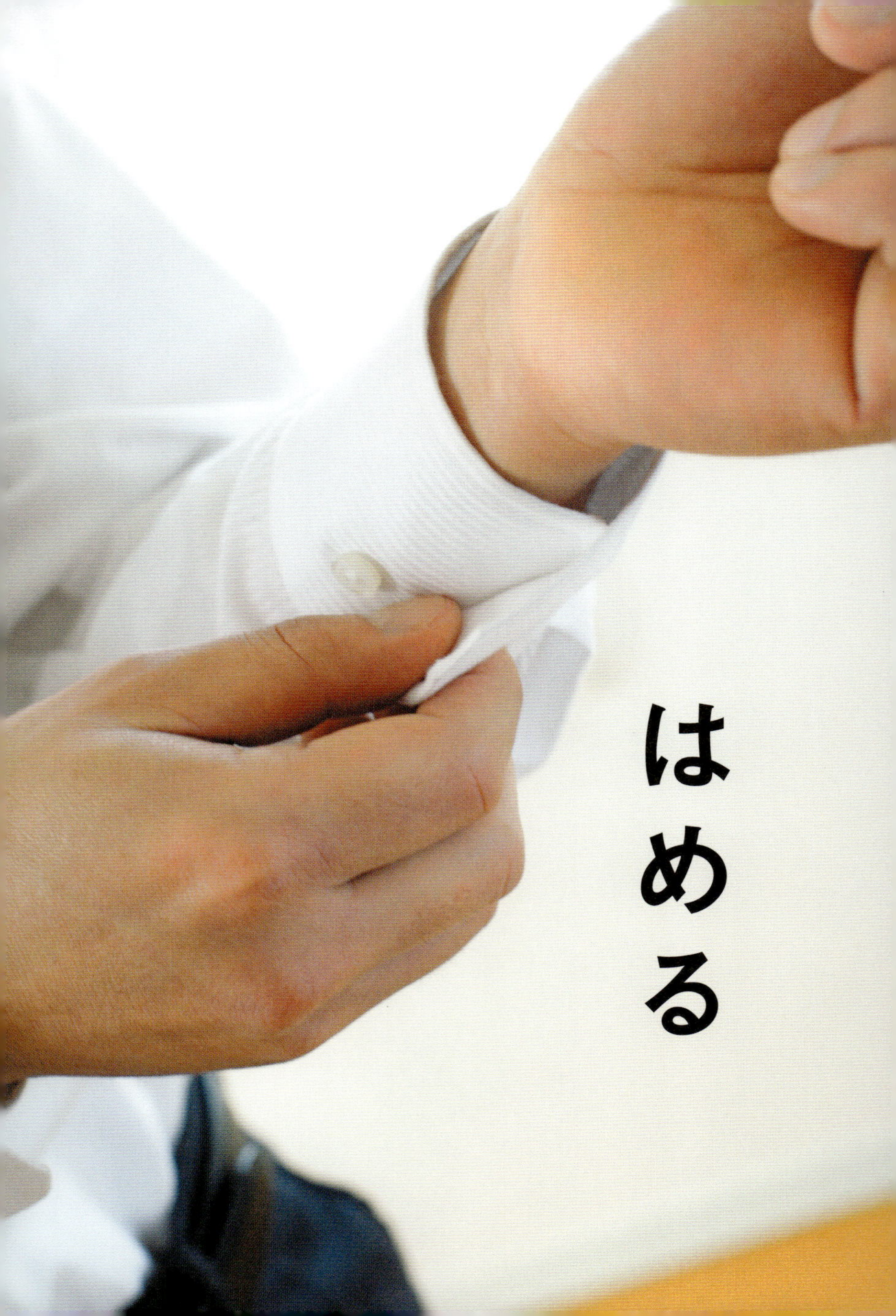
はめる

年齢を重ねると「意欲」が低下してくる。
やる気が起こらず、外出するのがおっくうになる。記憶力も衰える。
こういった「意欲」の低下こそが、やがて認知症を誘発してしまう。
「意欲」がなければ、脳への血流量はすくなくなり、
脳は活性化のチャンスをうばわれる。
やがて、脳そのものが老いはじめてしまう。

私は、親ゆびは「意欲」の象徴だと考えている。
靴ひもをむすぶ、ボタンをはめる、蛇口をひねる、野菜をきる。
意欲的なアクションをするときには、
かならず親ゆびの出番がやってくる。
そして、その出番をむかえたときに
脳は活性化をする。
毎月、１０００人の認知症患者さんを診てきて、
私がたどりついた結論。それは、

親ゆびを刺激すれば、脳は若返りだす。

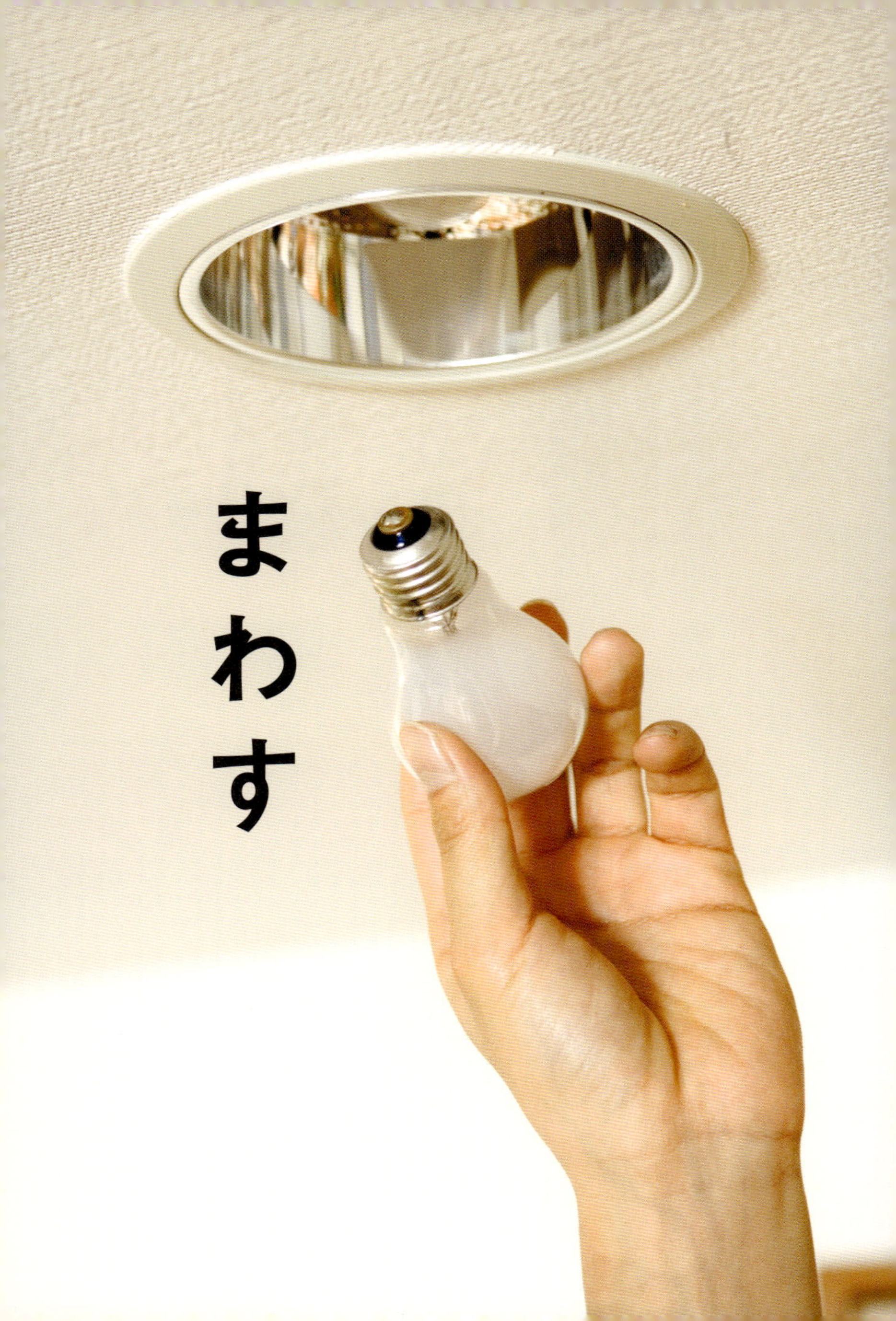
まわす

本書で提案する「親ゆび刺激法」によって、
脳の血流は上がり、若返りはじめる。
認知症の予防はもちろん、
記憶力にすぐれ、やる気にみなぎった、
若々しい脳を手にいれることができる。

医学の世界では、
「指は第二の脳である」と言われる。
指を刺激することこそが、
脳を刺激することにつながる。

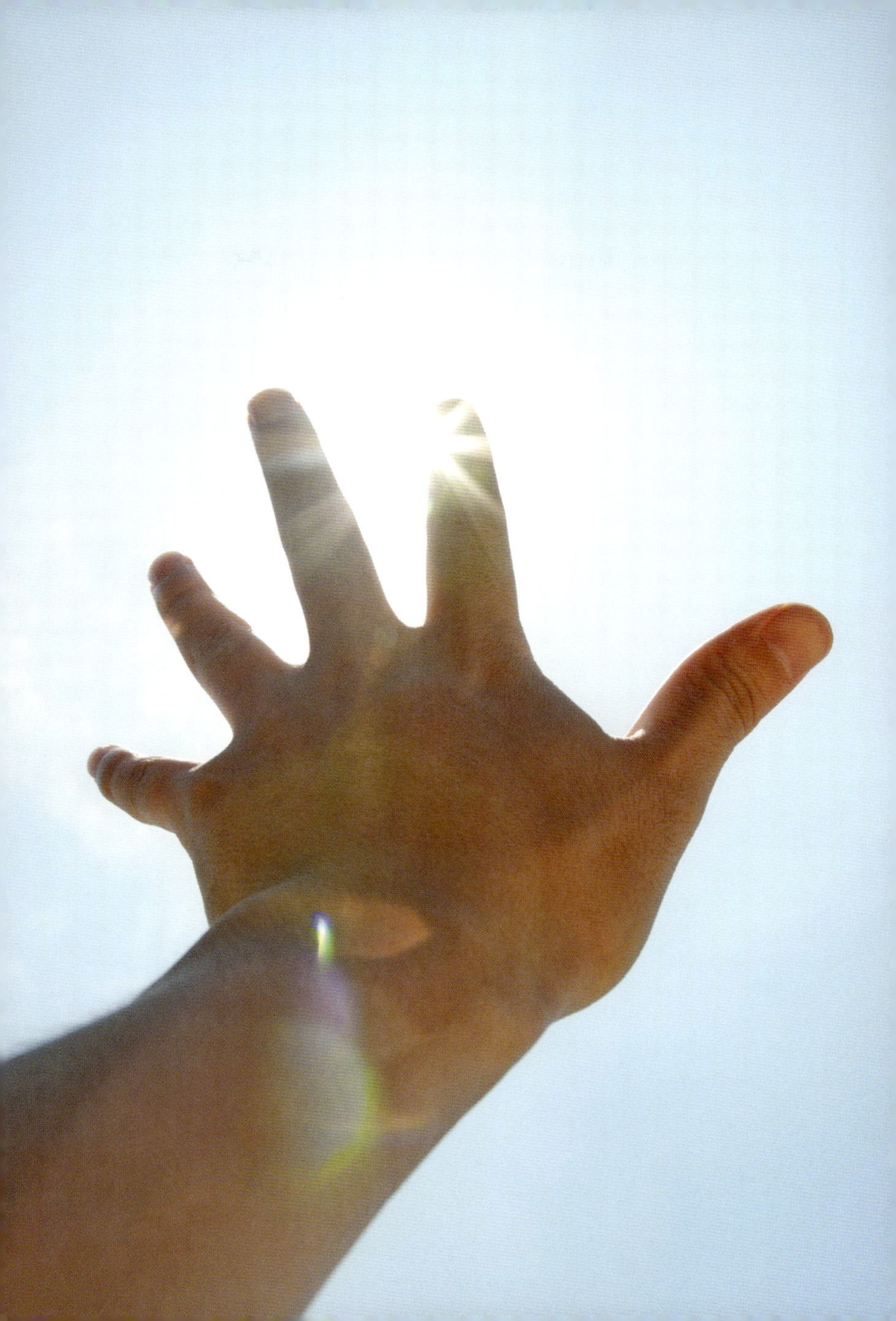

これから、親ゆびと脳をめぐる
不思議な冒険をはじめる。
本書を読みおえたとき、
あなたの脳は若々しく動きはじめるだろう。

親ゆびを刺激すると脳がたちまち若返りだす！

目次

序章　指は「第二の脳」である

第1章　気力、記憶力がよみがえる驚異の親ゆびパワー

第3章　「親ゆび刺激生活」で脳を若返らせる

第4章 「元気脳」になるためにやってはいけない11のこと

装丁・本文デザイン　轡田昭彦＋坪井朋子

写真　©Burazin/Masterfile/amanaimages（3p）
©hi-bi/a.collectionRF/amanaimages（5p）
©Manzo Niikura/orion/amanaimages（7p）
©AKIRA/orion/amanaimages（9p）
©BLOOMimage/amanaimages（10p）
©daj/amanaimages（13p）
©amanaimages（15p）
©MASANO KAWANA/orion/amanaimages（36p）
tama（113p）
©Martin Holtkamp/fStop/amanaimages（159p）

編集協力　佐口賢作

校閲　柳元順子

編集　黒川精一（サンマーク出版）

序章

指は「第二の脳」である

「手先を動かす人はボケにくい」は本当か？

テレビに知っている俳優が映っていても、「あれ？　この人、誰だっけ？　ほら、あの人、えーと……」と名前がなかなか出てこない……。

友だちと話していても、お互い「あそこで」「あれが」「あれして」といった言葉が続いてしまい、固有名詞がまったく出ずに苦笑い……。

昨日の晩ごはんのメニューがパッと思い出せない。なんなら、今日の朝食に何を食べたかすら記憶があやしい……。

特に理由はないけれど、外へ出かけるのがおっくうになってきた……。

なんだか、最近、やる気が出ない……。

こんな経験に思い当たるフシはありませんか？

私が認知症の専門外来および在宅医療を行うクリニックを開業し、15年が経ちました。その間、認知症の専門医として毎月１０００人の認知症患者さんを診察し、ご家族ともお会いしています。

そこで日々、実感しているのが、「**人は年齢を重ねていくと、もの忘れや気力の減退に悩まされる**」という現実です。

一方、診察室や訪問診療の現場を通じて、こんな疑問も感じていました。

年齢を重ねても、「記憶力」のいい人と悪い人がいるのは、なぜだろう？
年齢を重ねても、「気力」がある人とない人がいるのは、なぜだろう？
認知症を発症しても、「進行」が早い人と遅い人がいるのは、なぜだろう？

こうした疑問の答えを探そうと、日々の診察と並行して「脳の働き」を研究するうち、私は体のある部位に注目するようになりました。

手の「親ゆび」です。

昔から職人さんやピアニストなど、「**手先をよく動かす人は、ボケにくい**」と言われてきました。折り紙がボケ予防にいいと言われる理由は「指を動かすから」です。

くる日もくる日も研究すればするほど、そこにはしっかりとした医学的な裏づけがあることがわかりました。さらに、5本の指のなかでも、ボケ防止のために特に大きな役割を果たすのが、親ゆびだとわかってきました。

親ゆびを動かすと、脳が刺激されて、活性化し、若返っていくのです。

これは医師である私にとっても、驚きの発見でした。なぜ、そんなことが起きるのか。認知症予防にも役立つ、親ゆびと脳をめぐる冒険に出発しましょう。

脳リハビリで見つけた「親ゆび刺激」のすごい効果

「週に1回でいいから、脳のリハビリに来てくださいね。薬だけで良くなるものじゃありませんよ」

これは私が毎月1000人の認知症の患者さんの診療時にくり返し、くり返し、伝えている言葉です。認知症の薬は、症状の進行を遅らせる効果のあるもの、被害妄想といった周辺症状を抑える効果のあるものなど、良い治療薬が出てきています。

それでも認知症を抜本的に治す薬はまだありません。

だからこそ、私は〝**脳リハビリ**〟を重要視しています。

なぜなら、**「運動」はボケを遠ざけ、認知症の進行を遅らせるのに効果がある、と科学的に証明されているからです。**

医師としての理想を言えば、毎日1時間程度の運動習慣が効果的……となりますが、ほとんどの人にとって毎日これを続けるのは難しいでしょう。

そこで、専門家が指導してくれる脳リハビリへの参加をすすめているのです。


現在、医療の現場で行われているリハビリには2つのステップがあります。

ひとつは**理学療法士**によるリハビリで、2本の手すりの間を歩く歩行訓練や筋力強化のトレーニングなど、生活に必要な基本動作を回復させる目的のリハビリです。担当するのは、体の機能回復の専門家である理学療法士。彼らは整形外科のリハビリなどでも活躍するので、身近な存在かもしれません。

次に行われるのが、**作業療法士**によるリハビリです。

こちらは腕や手指の関節の動きや筋力、手指の細かい動きなどの回復を目指したもので、積み木をつかったり、箸でお椀からお椀へモノを移したりといった細かい動作の練習をします。

私は長年、現場でリハビリの様子を見るうち、**作業療法士による手の5本指をつかうリハビリが、毎日の運動習慣に匹敵するほど、脳に良い刺激を与える運動だとわかってきました。**

「指は第二の脳である」と言われるワケ

なぜ、親ゆび、人差し指、中指、薬指、小指の5指をつかうリハビリが脳に良い刺激を与えるのでしょうか。その疑問を解くカギとして、脳の外側に顔や手、指がついた不思議な図を紹介したいと思います。

30ページを見てください。これは「**ホムンクルスの図**」と言い、医学生は生理学の授業でかならず目にする図で、脳神経外科医のワイルダー・ペンフィールドが描いたもの。脳のなかの、動作を指令する「**運動野**《うんどうや》」、感覚を感じとる「**感覚野**《かんかくや》」、それぞれが体のどの部分と「**密接につながっているか**」を示したものです。

注目してほしいポイントは、５本の指と手のひらが占めている割合の大きさ。**運動野は全体の約３分の１を、感覚野は全体の約４分の１を占めています。**

その比率を人体模型にして表したのが、**「ホムンクルス人形」**です。脳に対して影響力の強い比重で人間をつくると、手と口が大きなユーモラスな形状になります。

私たちは、

「もつ」
「つかむ」
「にぎる」
「むすぶ」
「ひねる」

など、手をつかって毎日いろいろな動作をしています。体のなかでも特別に複雑で精巧な動きをすることのできる指のおかげで、料理もできれば、裁縫などの緻密な作

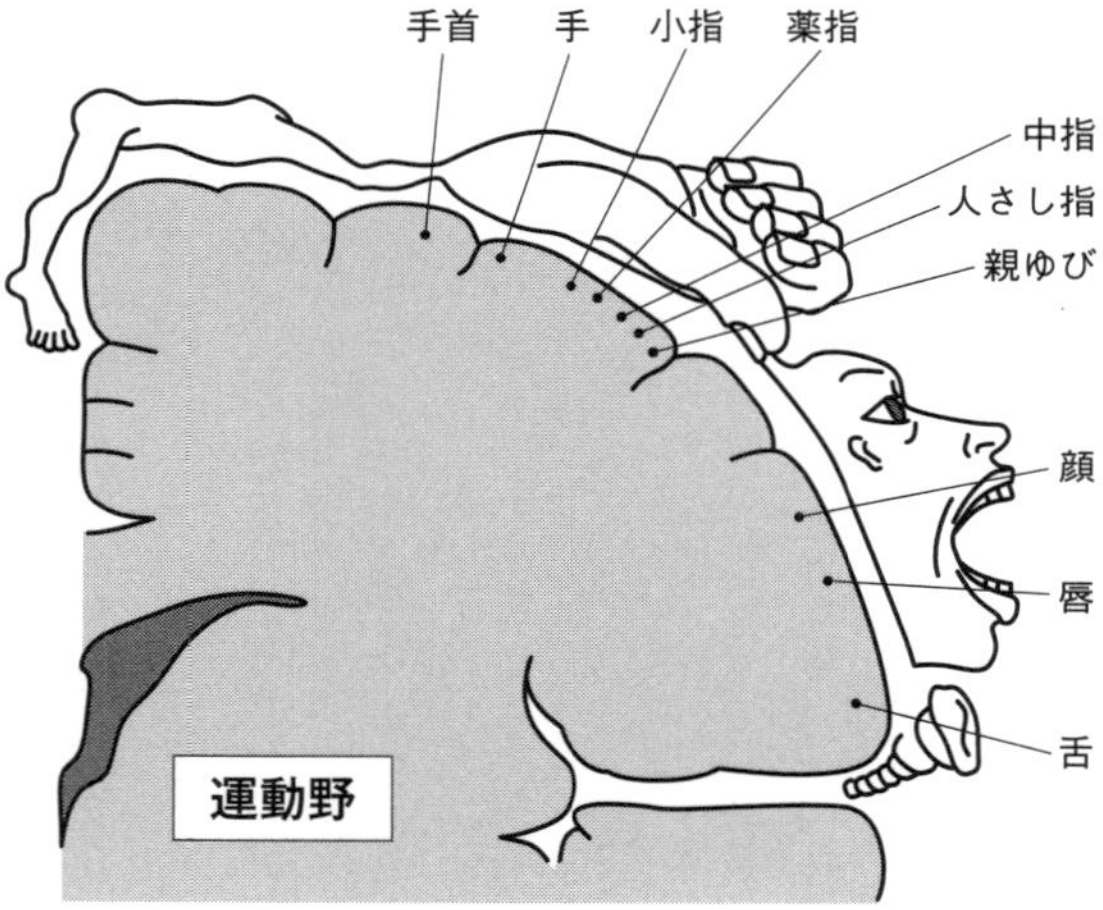

脳神経外科医ワイルダー・ペンフィールドが描いた図。大脳の運動野、感覚野が、体のどの部分を担当しているかを表している。脳の中で「手」や「指」の領域がいかに広いかがわかる。

ペンフィールドのホムンクルスの図

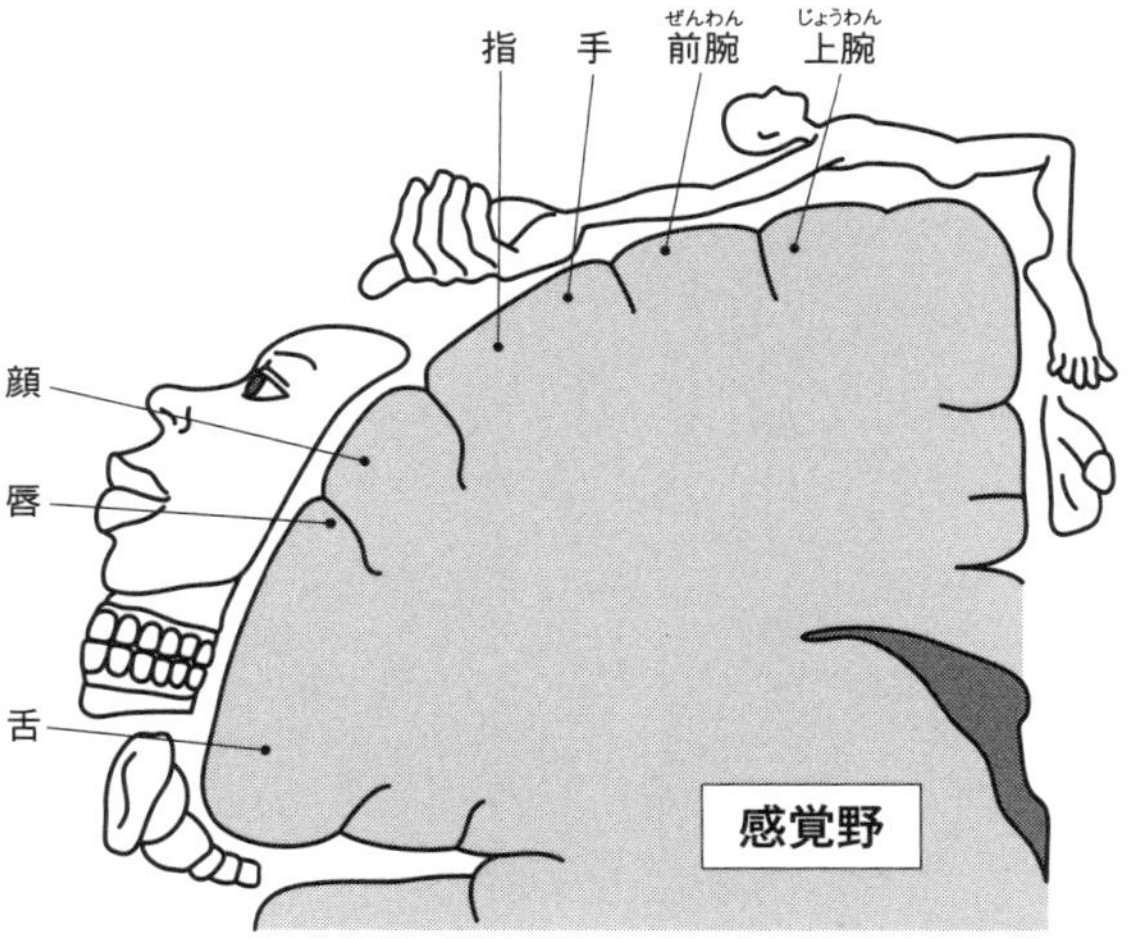

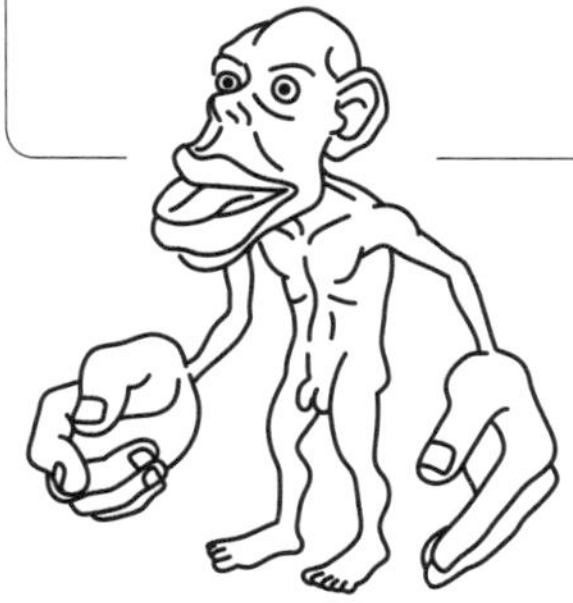

ホムンクルス人形

ペンフィールドのホムンクルスの図を人形にすると、このような形になる。顔と手が大きく、親ゆびも大きく、長いことがわかる。

業も行うことができるわけです。

こうした体の「動き」を担うのが運動野であり、感覚野は手ざわりでモノをより分けるときや手のひらですくったモノの量を「感じとるとき」に働いています。

5本指と手のひらはとてもすぐれた器官です。その表面積は、全身の表面積の10分の1程度にすぎませんが、運動野、感覚野を含め、**大脳の領域の約3分の1が指と手をコントロールするためにつかわれています。**

特に指先には脳につながっている神経細胞が多く、右手は言語表現や計算能力など具体的・論理的思考を司る左脳と、左手は直感や創造性などイメージや芸術性に関わる右脳と、それぞれ密接に関係しています。

かんたんに言うと、脳は指先に多くの「指令」を出しているわけです。ほら、「指令」という言葉のなかにも「指」という字が入っているでしょ。

また、脳は、体の各部を動かすだけでなく、体の各部からの刺激を受け、その結果、脳そのものも変化します。つまり、**指を動かせば、脳のなかの広い領域を刺激することができるわけです。**指先をよく動かすことで、脳はその情報をキャッチしようと刺激され、活性化される。これこそが、医師たちの間で、

「指は第二の脳である」と言われる所以《ゆえん》。指と脳は密接につながり、互いに大きな影響を与えているのです。

指先のリハビリで言語機能も回復！

再び、30ページの「ホムンクルスの図」に戻ると、身体の部位としては手よりはるかに大きい下半身が、脳と関連する部分はわずかなことがわかります。

考えてみればこれは当然です。脳が下半身に求めるのは「ひざを曲げる」「足首を曲げる」といった単純な動きで、繊細な動きは求めませんから。

一方、**手の動きは繊細です。何かをつまみ上げたり、むすんだり、きったりする動きはとても複雑。それだけ脳から「多くの指令」が必要になります。**

私たちは目をつぶっていても、親ゆび、人差し指、中指、薬指、小指の5本指を順番に曲げたり、少しずつ角度をつけて曲げていったり、親ゆびと薬指だけを曲げたりといった細かい動きができますよね。

これは脳の運動野と感覚野がきちんと働いている証拠です。

しかし、脳こうそくの患者さんは運動野や感覚野に障がいが生じ、指を思うように動かすことができません。

大脳の領域の約3分の1を占める指先が動かないことは、その後の生活の質を下げ、また脳機能そのものの低下にもつながってしまいます。ですから、脳こうそくを起こしたあとは、作業療法士によるリハビリがかならず行われます。

そのときの狙いとリハビリの評価基準は、**指と手の動きの回復**です。

指と手をつかったリハビリは、脳のなかの広い領域を刺激し、運動野、感覚野を活性化。**指先を動かすことで、脳への血流量が増え、働きが活発になります。**

作業療法士の指導によるリハビリによって、手足の動きだけでなく、言語機能なども回復するのはそのためです。作業療法士のリハビリは、ある意味、「脳リハビリ」とも言えるのです。

親ゆびは「意欲」である

ここまでの説明で、手の指と脳がいかに密接につながり合っているかをご理解いただけたと思います。では、５本の指のなかでも、なぜ、私が特に「親ゆび」に注目したかをお伝えしましょう。

人間のほとんどの「動作」は、親ゆびをつかったときにこそ意欲的になります。

次の動作をイメージしてください。

文字をかく。
コップをもつ。
ボタンをはめる。
ひもをむすぶ。
蛇口をひねる。
カギをまわす。
そして、本のページをめくる。

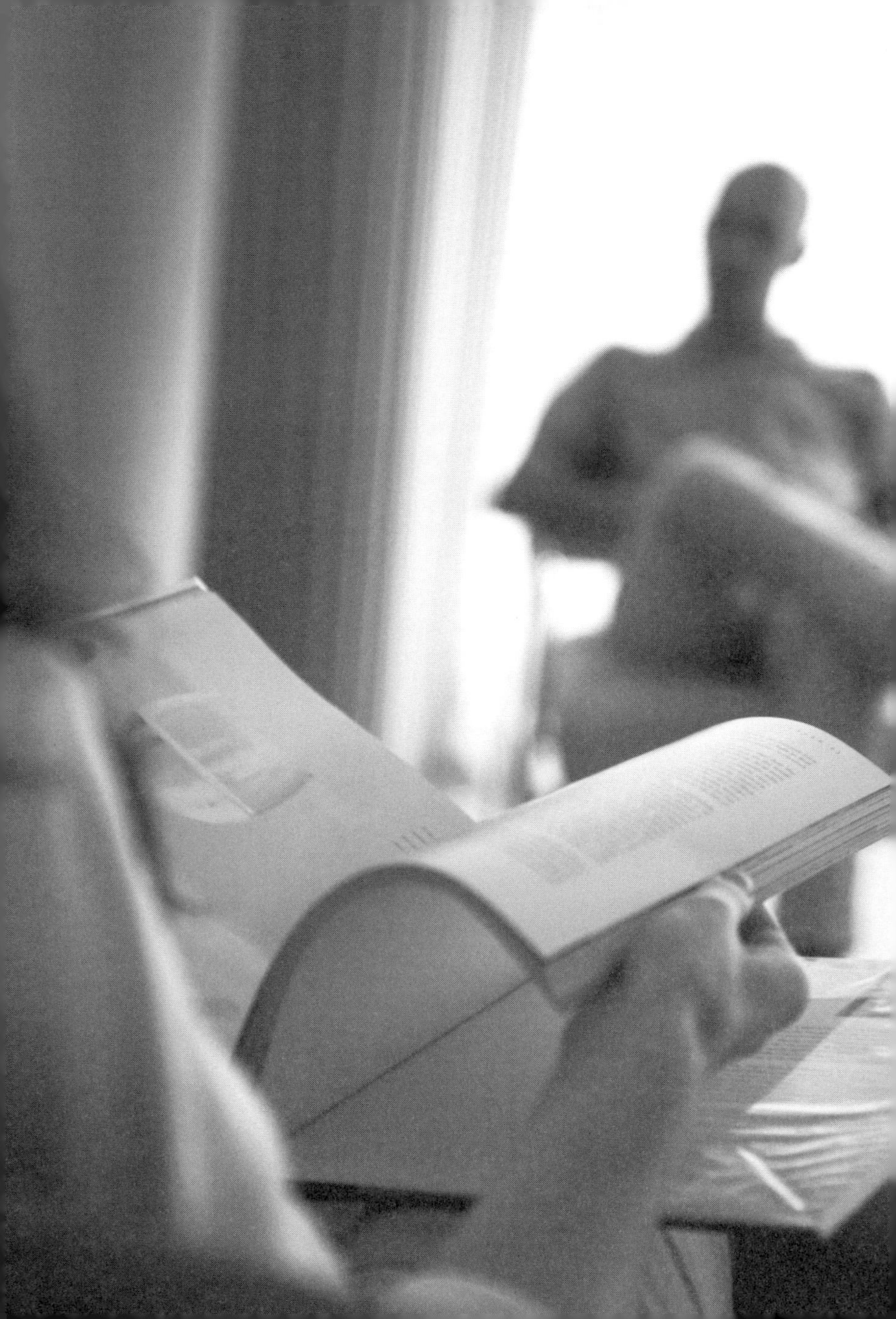

これらの動作はすべて、親ゆびがなければうまくできません。

5本指をそれぞれ自由に動かしてみてください。なにか気づきませんか？　親ゆびは、ほかの指に比べて、いろいろな動きができるはずです。

ほかの4本指の腹と向かい合わせることができるし、ぐるぐるとまわすこともできる。親ゆびの動きの自由度が高いことによって、もったり、つかんだり、はめたり、むすんだり、めくったり、さまざまな動作をすることが可能になるのです。

事実、仕事上で指を失った場合の「労災認定」において、親ゆび1本は、ほかの指2本に相当する等級が認定されます。つまり、親ゆび1本は、ほかの指2本分の価値があるとされるわけです。これは、日常動作において、いかに親ゆびが中心になっているかをあらわしています。

万が一、ほかの指をうしなっても、動作への支障はすくなくすみますが、親ゆびだけはそうはいきません。

人間は親ゆびをつかってはじめて、望む動作を行うことができます。親ゆびは、「意欲的な行動」をするうえで、もっとも大切な部位なのです。だからこそ私は、

「親ゆびは〝意欲〟の象徴である」

と考えています。

親ゆびは、それだけ脳と密接に結びつき、さまざまな指令を受け止め、実行する役割を担っています。

逆に言えば、**親ゆびを刺激することこそが、脳を活性化し、血流を上げ、若返らせるわけです。**

今、読んでいるこの本のページも、親ゆびのわずかな傾きによって、ぱらぱらとめくり、ピタリと止めることができるはずです。

脳はこうした動作の間、ずっと指令を出し続け、感覚を感じとり、微調整するように伝えています。

その間、脳の血流は上がり、あなたをボケから遠ざけてくれるのです。

データが実証！「親ゆび刺激法」で脳の血流が上がった！

だからと言って、ただやみくもに指を動かせばいいというわけではありません。私は、長年、患者さんに親ゆびへの刺激を実践してもらいながら、研究を重ね、きわめてシンプルな刺激法にたどりつきました。それが74ページから紹介する**「親ゆび刺激法」**です。１日１分程度でできるかんたんな刺激法なので、だれでも、どこでも、行うことができます。

くわしいやり方は後述しますが、その前に、この刺激法を実践することで、脳がどれだけ活性化できるか、実験データを見ていきましょう。

これから紹介するデータは、分析計測機器のトップメーカーである島津製作所の近赤外光脳機能イメージング装置「ＬＡＢＮＩＲＳ（ラボニルス）」をつかい、脳の血流の変化を計測したものです。

ラボニルスは、脳が視覚、聴覚、触覚などから受けた情報を処理するときに起きる血流の変化を「酸素化ヘモグロビン」の動きによって計測することができます。ちなみに、酸素化ヘモグロビンは脳の毛細血管を通って運動野、感覚野など、各部位に酸素を送っている血液です。

次のページの棒グラフが示す通り、９つの「親ゆび刺激法」を行うと、平常時の

LABNIRS（島津製作所）

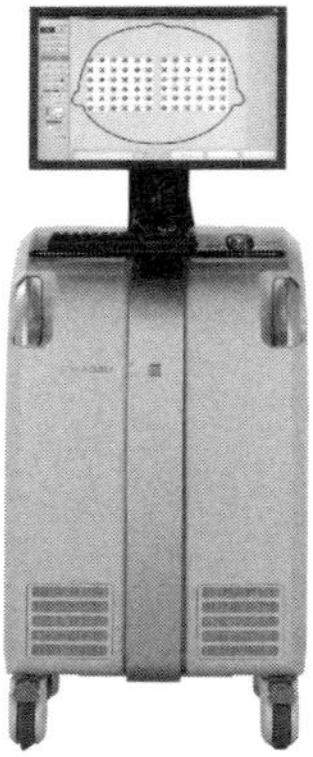

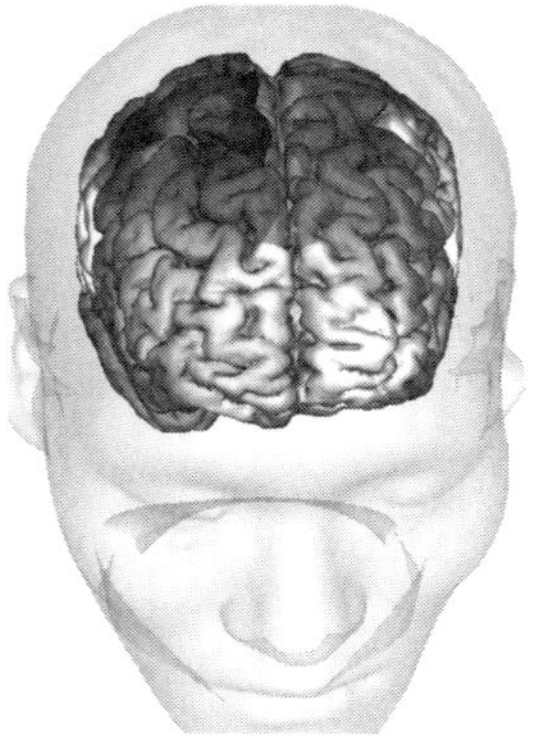

タスクごとの酸素化ヘモグロビンの変化量（μmol / L cm）

（部位ごとの20秒間の平均値）

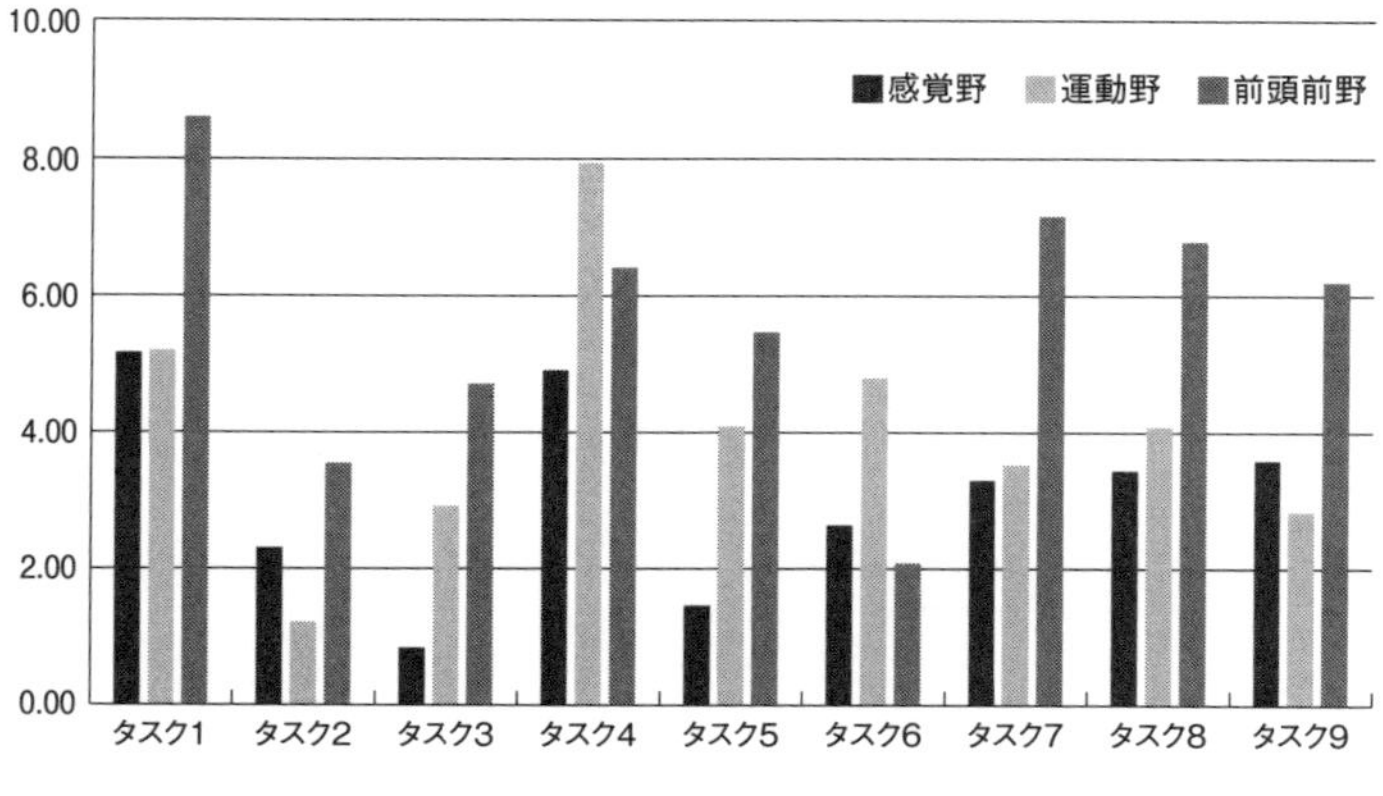

0・00に対して、**いずれの刺激法でも確実に脳の血流が上がっていくことがわかりました。**なかでも注目したいのが、「タスク1」の棒グラフです。

これは基本中の基本である**「親ゆび曲げ刺激法」**（74ページ参照）を行ったときの変化を示したものですが、親ゆびの第1関節を動かすだけでも、脳の頭頂部にある運動野や感覚野、意欲の源とされる前頭葉《ぜんとうよう》（前頭前野）の血流が上がっていくことが見てとれます。

さらに、左右の親ゆびにちがう動きをさせる**「左右別々刺激法」**（タスク4～680ページ参照）では、とくに運動野への刺激が大きくなることがデータから裏打ちされました。

そして、親ゆびで手のひらにあるツボを刺激する**「もむ、おす刺激法」**（タスク7～9　86ページ参照）では、おすという意欲やおされたことによる心地よさが刺激となり、前頭葉の血流により大きな変化が起きています。

これが「親ゆび刺激法」の9大効果

脳が活性化し、若返る「親ゆび刺激法」には、おもに9つの大きな効果があります。

1 認知症を予防する

指と手が全身の表面積に占める割合は、10分の1程度です。しかし、指と手をコントロールするためにつかわれる大脳の領域は約3分の1もあります。指や手を動かすと、脳の運動野や感覚野の血流は10％以上上昇します。

これが大脳に刺激を与え、認知症の予防効果を発揮します。

2 健康寿命が長くなる

60歳を過ぎた人たちが漠然と抱いている不安。それは、〝いつまで自分のことが自分でできるだろうか？〟という思いです。

子どもや他人の世話にならず、元気に長生きしたい。親ゆび刺激法は、認知症を予防するだけでなく、全身の血流を改善することで運動機能も向上させます。結果として、いつまでも人から介護を受けることのない「健康寿命」が長くなるのです。

❸ 気力、やる気がわく

人間の行動の源は「意欲」にあります。意欲がないと、なにもする気になりませんよね。

なにかを取ろう、なにかをつかもう、といった親ゆびをつかった動きには、かならず意欲が存在します。まさに親ゆびこそが、意欲であり、意志なのです。

多くの方々が、年を経て最初に感じることは、〝意欲の低下〟です。なんとなく気力がなくなり、やる気がわきません。これこそが〝脳の老化〟のあらわれ。「親ゆび刺激法」を行うことで、意欲や意志を自然にとり戻すことができます。

❹ 怒り、イライラが消える

指先には血管だけでなく、多くの神経も集中しています。

自律神経は本来、日中に体を活動的に動かすことを前提に働くようにできています。

ところが、現代の私たちは、その時間帯に長時間同じ姿勢でパソコンやスマートフォンをつかい、書類をつくり、テレビを眺め、過ごしています。

すると、本人の自覚症状なしに、脳は大きなストレスを感じてしまうのです。その結果、自律神経が乱れ、ストレス症状の倦怠感やイライラに悩み、むくみ、肩コリ、不眠などいろいろな症状があらわれてきます。

対処法となるのは、ストレスで疲れた脳を癒やすこと。大自然のなかに身を置いて体を動かせれば一番ですが、実際には自宅にいながらでもかんたんに対処することができます。それが「親ゆび刺激法」です。

指先に集中している神経を刺激することで、脳を癒やすことができます。すると、自律神経のバランスが整い、ストレスからくるイライラや不安も和らいでいきます。

5 記憶力がアップする

親ゆび刺激法は運動野、感覚野を含め、大脳全体をまんべんなく刺激し、脳の機能を向上させます。すると、「人の名前が出てこない」「どこになにを置いたかが思い出せない」といったことが減ります。これは、脳の血流を上げることで、記憶力を司る前頭葉の機能の低下を食い止めることができるからです。

6 安眠できる

年齢を重ねると、眠りが浅く、夜中に起きてしまうことがあります。こうした不眠の一因は、自律神経のバランスが崩れていることにあります。

指と手は、外部との接触が多いため刺激を受ける知覚神経が発達。少しの刺激でも脳に情報が伝わりやすく、アンバランスだった交感神経と副交感神経が調整される効果が得られます。

「親ゆび刺激法」を行うと、脳内の快楽物質の分泌を促進する効果もあるので、ストレスが緩和し、安眠できるのです。

7 冷え性を解消する

指先は血管がたくさん集まる血流の密集地帯でもあります。さらに指先は、「動静《どうじょう》脈吻合《みゃくふんごう》」という、動脈を流れてきた血液が静脈へと変わる血液循環の折り返し地点でもあります。

親ゆびをつかって、指先を圧迫すると、動脈から流れてきた血液が静脈へ行く力が強くなるのです。その結果、脳だけでなく体全体の血流も改善します。

実際、講演などで、お客さんに「親ゆび刺激法」をやってもらうと、みなさんイスに座っているだけなのに、体中がほてって汗をかくほどです。

8 日常生活の運動機能が上がる

医師が認知症外来をやっていてもっとも恐れることは、『患者さんがなにもしないで家にこもっていること』です。なにもしないで家にいると、間違いなく運動機能が落ちてくるからです。

心の老化によって意欲が低下すれば、やむを得ないのかもしれません。

しかし、「親ゆび刺激法」を行えば、やる気が戻り、外出する機会が増えてきます。そのうえ、脳の血流だけでなく体全体の血流が改善されることで運動機能が改善されます。

9 血圧が安定する

日常生活では多くのストレスにさらされています。ストレスは、自律神経系の交感神経を過剰に刺激しています。そんな交感神経の過剰興奮が高血圧、さらには脳血管障害や心臓疾患につながります。

ここまでご紹介したように、「親ゆび刺激法」で、脳を含めた体の血流を改善し、自律神経のバランスを整えることで、血圧も安定させる効果が期待できます。

粘土遊びをイメージして！

これだけの効果が期待できるのは、親ゆびを中心とした複雑な指の動きが脳に大きな好影響を与えるからです。子どもが粘土遊びをしている姿を想像してください。

粘土を
こね、
つぶし、
のばし、
まるめ、
なにかを形づくっていく。

そんな指の動きはとても複雑で、自由で、柔軟ですよね。

子どもたちは頭のなかに膨らんだ「こういう形にしたい」というぼんやりしたイメージを実現しようと、〝**意欲**〟をもって指を動かしています。なかでも、中心を担っているのが親ゆびなのです。

次章からは、よりくわしく、脳を活性化する「**親ゆびパワー**」について掘り下げていきます。親ゆびを刺激することで、あなたの脳は若返り、人生が大きく変わりはじめるでしょう。

親ゆびと脳をめぐる冒険、引き続きお楽しみくださいね。

第1章

気力、記憶力がよみがえる
驚異の親ゆびパワー

ヒトとサルを分けた決定的なちがいとは？

親ゆびをつかうと、脳が若返ります。指の動きが脳の運動野《うんどうや》、感覚野《かんかくや》を刺激し、血流がアップ。脳内の血のめぐりが良くなることで、加齢によって力を失っていた神経細胞が活性化し、停滞していた記憶力や意欲が回復するのです。

序章では、この仕組みについてホムンクルスの図（30ページ参照）をつかって説明しましたね。

本章では、人間の親ゆびがいかにすごいかについて、じっくりとお伝えしていきます。５本の指を動かしてみるとわかると思いますが、親ゆび以外の４指は手のひら側にしか曲がらないようにできています。

それに対し親ゆびは、**さまざまな方向に自在に曲がります。**また、**ほかの４本の指の腹と向かい合わせることもできます。**

これはほかの動物にはない特長で、**この親ゆびがあったからこそ、人類は猿人から進化したのです。**

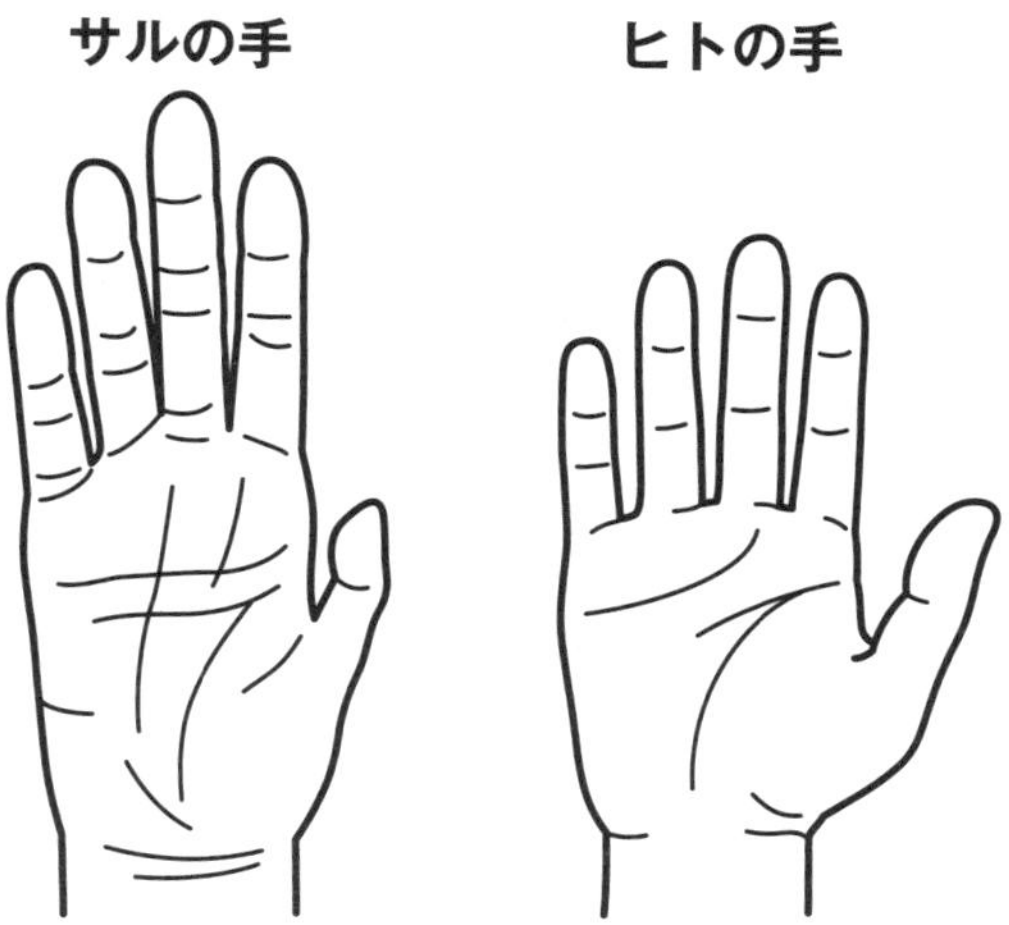

左はチンパンジーの手。親ゆびは、他の４本の指に比べて極端に短い。

人間に近いとされる類人猿、サル、ゴリラ、チンパンジー、オランウータンの親ゆびはとても短く、ほかの指の腹と向かい合わせることはできません。

そのため、人間と比べて、**「モノをつかむ動作」**に大きな差が出てきます。

たとえば、子どものころ、鉄棒の逆上がりを練習していて体育の先生から「サル手になっている。鉄棒は順手、逆手でもちなさい」と注意された記憶のある人も多いのではないでしょうか。

「サル手」は親ゆびを含めた5指で鉄棒を〝上からつかむ〟にぎり方。サル、ゴリラ、チンパンジー、オランウータンのにぎり方に似ていることから、そう呼ばれています。サルたちの親ゆびは短く、内側に大きく曲げることはできません。あれだけ自在に木の上を移動していますが、枝をにぎるとき、じつは親ゆびはほとんどつかっていません。

人間が鉄棒をにぎるときにサル手になると、力が十分にかからず、体を支えきれずに鉄棒から手が外れてしまうことがあります。

そこで、人差し指から小指の4本の指は鉄棒の上から、親ゆびだけは下からにぎる、いわゆる「順手」でもつように指導されます。

こうすることで、握力がきちんと鉄棒に伝わり、ぐるぐるまわってもしっかりと体を支えることができます。

専門的には、このように手のひらと指をつかってモノをもつことを「**握力把握**」、指先だけをつかってもつことを「**精密把握**」と言います。

すりこ木などを手のひらでぐっとにぎりこむもち方は握力把握で、ペンをもつような手先の細かい作業は精密把握。どちらも不得手な類人猿に対して、人間はどちらの動きも得意です。

これが類人猿と人間の「手」のちがいです。つまり、**「親ゆびを効果的につかえるかどうか」が決定的にちがう。じつは、これこそがヒトとサルの脳を分けたのです。**

親ゆびによって、人間の脳は大きくなった!?

親ゆびで細かいモノを扱えるかどうか。そのちがいによって、類人猿と人間とではつかえる道具に大きな差がつきました。

一部の訓練されたチンパンジーなどを除くと、類人猿がつかえる道具は、石や木の棒くらい。一方、人類はさまざまな道具を駆使することはもちろん、手先を器用につかい、つくり出せるようになっていきました。

事実、人間の脳は、親ゆびを中心とした手の動作によって活性化し、急速に発達していったと考えられています。

現代人の脳は平均１４００グラムありますが、数百万年前、人類の祖先が誕生したときにはその約３分の１の大きさしかありませんでした。

猿人からヒトに進化したあと、つかう道具は木の棒や石から、槍や弓、クワなどへと進歩していきます。

つまり、**現代人の脳の大きさの３分の２は、親ゆびと手をつかい、道具をつくり、駆使することによって発達していったわけです。**

一方で、類人猿の脳はある時期に進化を止めてしまいました。

彼らには、親ゆびを中心とした繊細な動作ができません。その分、脳への刺激は少なく、進化にも限界があったと考えられています。

ただし、です。

思い返していただきたいのが、現代の私たちの暮らしぶりです。

最新設備のそろったトイレに入ります。電灯が自動でつき、便座のフタは人感センサーで勝手に開きます。用を足したあとも温水洗浄便座が洗ってくれて、機種によっては立ち上がっただけで便器の水を流してくれるものもあります。

毎日の料理にしても、スーパーやコンビニでお弁当を買ってきて、レンジでチンすれば、おいしく食べられます。

掃除ロボットが勝手に掃除してくれるし、食器洗い機をつかえば放っておいてもお皿はピカピカです。

生活が便利になったことで、手先をつかう機会が減り、親ゆびの活躍する場面もすくなくなってきました。

言わば、日常生活のサル化が進んでいるわけです。

その結果、**親ゆびが脳を刺激する場面も減少。年齢にかかわらず、これこそが脳の老化を早める原因となっています。**

便利になったり、バリアフリー化が進んだりすることは、人間の脳や体にとって、かならずしもいいことばかりではありません。

親ゆびがないと、眼鏡すらかけられない!?

序章でもお話ししたように、日常生活を振り返ると、私たちの親ゆびは思った以上に働き者だということがわかります。

親ゆびとそのほかの指先をくっつけることができるから、細い糸を「つまむ」ことができ、玄関のカギを「まわす」ことができ、ボタンを「はめる」ことができ、ペンで文字を「かく」ことができます。

逆に、もしも親ゆびがなかったら、手をつかってできる動作は、「つかむ」くらいです。眼鏡を「かける」ことすら、大変になります。

たとえば、次のような行為は親ゆびなしではとても難しいものです。

・着衣、脱衣（ボタンをはめる、外す、着る、脱ぐ）
・洗面所での動作（コップをもつ、歯を磨く、顔を洗う、ヒゲをそる、化粧をする）
・トイレ（紙を取る、紙でふく、水を流す）
・料理（きる、調理する、並べる、食器を洗う、しまう）

・掃除（片づける、ふく、掃除機をかける）
・洗濯（洗濯機に入れる、取り出す、干す、たたむ）
・車の運転（カギを開ける、エンジンをかける、ギアを入れる、ハンドルをきる）
・本を読む（もつ、めくる）
・かく（筆記用具でかく、パソコンやスマートフォンで入力する）
・スポーツ・趣味（野球、テニス、ゴルフ、ボウリング、パチンコ、麻雀、釣りなど）

前述のとおり、昔から**「手先をよく動かす人は、ボケにくい」**と言われてきましたが、それは指と脳が密接につながっているからです。

ところが、家事の機会が女性よりも少ないオジサン世代の男性ほど、親ゆびをつかっていない傾向にあるのではないでしょうか。

危機感をもっていただくためにも、次項から親ゆびと脳の関係性をより具体的にお伝えしていきましょう。

若返りのカギをにぎる脳の「運動野」と「感覚野」

「手先をよく動かす人は、ボケにくい」のはなぜか？

この疑問を解くためには、脳の働き方と「運動野」「感覚野」について知っておく必要があります。

まず、脳の働きを大まかにとらえてしまいましょう。専門的に見るととても複雑な仕事をしている脳ですが、「親ゆび刺激法」を理解するうえでは、次の３つのポイントだけをおさえれば大丈夫です。

1. 外からの情報を受け取る（入力）
2. 入ってきた情報を処理する（判断）
3. 全身に行動の指令を出す（出力）

たとえば、あなたの目の前においしそうなお寿司が出てきたとしましょう。

そのとき、脳は「脂ののった中トロだ」という情報を受け取り（入力）、「早く食べたい」と処理し（判断）、「にぎりを崩さないようにつまんで、しょうゆにつけて口に運ぼう」という行動を起こすよう指令を出します（出力）。

「入力」の仕事を受け持っている部分が脳の頭頂葉《とうちょうよう》にある「感覚野」で、「出力」の仕事をしているのが前頭葉《ぜんとうよう》にある「運動野」です。

そして、脳は刺激を受けて仕事をすると、血流が良くなり、活性化されます。

「脂ののった中トロ」という発見も、「早く食べたい」という意欲も、「にぎりをつまみ、運ぶ」という行動も脳にとっては新鮮な刺激になります。

もう一度、おさらいしましょうか。

1．外からの情報を受け取る（入力）↓**「感覚野」が活性化**

2．入ってきた情報を処理する（判断）↓**「前頭葉」が活性化**

3．全身に行動の指令を出す（出力）↓**「運動野」が活性化**

こうして脳の血流がアップし、元気になっていくのです。

運動野と感覚野が衰えると認知症の危険が

では、次にそんな脳の働きと指がどう関連しているのかを考えていきましょう。

ここでもう一度思い出していただきたいのが、30ページで紹介した「ホムンクルスの図」です。

運動野、感覚野と連動している体の各部位のなかで、手と指の占める面積がとても大きかったことを覚えているかと思います。特に運動野については、手と指が全体の約3分の1を占めていました。

つまり、脳が入力、判断、出力し、人がなにか行動を起こすときには、かならずと言っていいほど手と指が関わっているわけです。

これが「手先をよく動かす人は、ボケにくい」という説の根拠となっています。

ピアノを弾く人、ギターを奏でる人、手芸が趣味の人、料理をする人など、日常的に指をよく動かす人は自然と、運動野、感覚野の広範囲に新鮮な刺激を送り続けていることになります。

逆にあなたが「指を意識的につかうのは、テレビのリモコンをいじったり、新聞をめくるときくらい」といった暮らしをしているなら、もっと指に意識を向けた生活に切り替えていく必要があります。

なぜなら、そのままでは運動野、感覚野への刺激が乏しくなっていき、脳は元気を失っていくからです。

その状態を長く続けていった先に待っているのは、もの忘れや意欲の低下であり、さらに認知症の発症という事態です。

このリスクを減らすためには、運動野、感覚野に刺激を与え、脳全体の血流をアップさせ、脳の神経細胞を活性化することが重要になります。

そのカギをにぎるのが、手と指であり、なかでも親ゆびを動かすことの効果は絶大です。そこで私が考案したのが、次章で紹介する「**親ゆび刺激法**」です。

意欲的に親ゆびを動かし、運動野と感覚野に新鮮な刺激を与え、あなたの脳を若返らせましょう。

意欲の低下は脳の老化のあらわれ

私が親ゆびにこだわる大きな理由は、2つあります。ひとつは、すでにくり返しお伝えしてきた**運動野、感覚野との密接なつながり**です。

そして、もうひとつは、**「意欲」と親ゆびのつながり**、にあります。

老化や認知症を予防するためには、「意欲」がきわめて重要です。毎月1000人の認知症患者さんたちを診察してわかったのは、**意欲の低下に合わせて、脳の老いが本格的にはじまっていくということです。**

認知症と診断される状態ではない多くの高齢者の方々も、若いときの自分といまを比べてもっとも大きなちがいを感じているのは、**「意欲があるかどうか」**です。

なんとなくやる気がわかない。

なにをするのもおっくうになった。

昔のことを思い返す時間が長くなってきた。

以前よりも短気になっている。

こうした感じ方、考え方の変化こそが、脳の老化のあらわれです。

いま、現役で働いている人には想像しにくいかもしれませんが、退職後に行く場所がなくなり、時間をつぶす方法に苦労する男性はすくなくありません。現役時代に比べ、脳は刺激を受けることが極端にすくなくなり、強いダメージを受けます。

すると、つい1年前の自分がウソのように意欲がなくなり、引きこもりがちな日常を送るようになってしまうのです。この傾向は退職間際まで第一線で活躍していた男性ほど強く、退職後に急に老けこんでしまうケースをたくさん見てきました。

その背景には、脳の「**廃用**《はいよう》」が関係しています。

廃用とは、筋肉などが長期間つかわれなかったため、萎縮し、機能を失う状態のこと。無重力空間に長時間滞在した宇宙飛行士が、地球に帰還後、歩けなくなるケースはまさに筋肉の廃用です。

それと同じく、脳も刺激を受けないままでいると、対応する部位が廃用に陥り、機能が低下します。意欲の源となっている脳の「**前頭葉**」への刺激の低下が、意欲の後退の原因となります。

親ゆびをともなった動きには「意欲」がある

意欲を司る前頭葉の仕事は、大きく分けて3つあります。

1. やる気、意欲を出す
2. 論理的思考をする
3. 理性をコントロールする

「あの人は、おじいちゃんになったら怒りっぽくなった……」

身のまわりの人のこんな変化を感じたとき、たいていの人は性格が変わったと受け取ります。「年をとって頑固になった」と。

しかし、私たち専門医は**「脳の老化が進んだ状態にある」**と判断します。

というのも、高齢者が怒りっぽくなるのは、〝理屈が理解できなくなり、理性のコントロールができなくなること〟が原因だからです。

また、加齢にともなって新しいことが受け入れられなくなっていくのも、前頭葉機能の低下が原因となっています。

つまり、運動野、感覚野に並び、前頭葉の機能を保ち、向上させていくこともまた、脳を若返らせる重要なカギとなります。

その点、親ゆびをつかった動作は、前頭葉にも大きな刺激を与えてくれます。

親ゆびをつかう動作のほとんどは、「○○をしよう」という意欲をともなっているからです。

本のページを「めくる」のは、先を読もうという意欲。

ドアノブを「まわす」のは、先に進もうという意欲。

誰かの肩を「もんであげる」のは、ラクにしてあげようという意欲。

ペンを手に「もつ」のは、なにかを書き留めようという意欲。

動作に意欲があるとき、その前にかならず前頭葉が動きの指令を出しています。それが前頭葉への刺激にもなるわけです。

このように親ゆびをつかった動作には、つねにあなたの意欲が込められています。だからこそ運動野が働き、感覚野が働き、前頭葉にも大きな刺激を与えてくれます。

一方、ほかの4本の指は、親ゆびよりも動く範囲が制限されているため、脳への影響力は親ゆびほどではありません。動作に親ゆびが絡んできてはじめて、その動作は創造的なものになります。

前頭葉に刺激を与える創造性は、親ゆびの動きに宿っているのです。

脳を刺激すれば、ボケない、怒らない、気力が落ちない

本章の最後に改めて、脳を刺激して、ボケを遠ざけ、意欲を高めるための2つのポイントを整理します。

1．親ゆびを動かし、運動野、感覚野を刺激する

これによって運動野、感覚野だけでなく脳全体の血流がアップし、ボケを遠ざけ、

脳が若返っていく。

2．親ゆびをつかって、意欲をもってモノをさわり、動作を行う

これによって意欲の発信源である前頭葉が刺激され、血流が上昇。年齢とともに減退していく気力が回復していく。

「1」を実現するのが、第2章で紹介する「**親ゆび刺激法**」です。

「2」については日常生活のなかでのさまざまなモノとのふれ合いを見つめなおすことで、改善していくことができます。具体的な方法は、第3章の「**親ゆび刺激生活**」でご紹介します。

長らく、人間の脳神経細胞の数は生まれてから1、2か月でピークを迎え、その後は減る一方だと考えられてきました。しかし、最近の研究で、細胞が減っても脳を若返らせることができるとわかってきました。

その背景には、親ゆびを中心とした手からの刺激が大きく影響しています。

老化によって記憶力が衰えはじめても、意識的に親ゆびをつかっていけば、脳はふたたび若返りだします。

最後までボケない人生のカギは、親ゆびがにぎっているのです。

さて、お待たせしました。

次からは、いよいよ「親ゆび刺激法」をお伝えしますね。

第2章

「親ゆび刺激法」で脳を若返らせる

「親ゆび刺激法」は親ゆびの2つのすごい機能に注目した

いま、あなたはこの本を両手でもち、見たいページを開き、次のページをめくるときには、左の親ゆびを本から微妙に浮かせたり、または右手でめくったりして、読み進めているのではないでしょうか。

この一連の動作はすべて、**親ゆびがなければできない動き**です。

第1章でヒトとサルの手のちがいについて紹介しましたが、私たちの親ゆびにはすばらしい機能が備わっています。それが、親ゆびとほかの指の腹同士を向かい合わせ、くっつけることができる**「母指《ぼし》対立《たいりつ》運動」**です。

この動きができるから、読書をするときに、本をもち、ページを開き、めくり、左手から右手にもち替えることもできるわけです。

また、指の腹同士が向かい合うことの利点はこれだけではありません。たとえば、2枚重ねのティッシュペーパーを1枚ずつにはがしたり、針の穴に糸を通したりするような、より微細な動きも、母指対立運動ができる親ゆびがあるからこそできるのです。

母指対立運動を可能にしているのが、人体で親ゆびのつけ根にある特殊な関節、母指CM関節です。この母指CM関節をつくる2つの骨は、馬の背に乗せる鞍のような形をしていて、**「鞍関節《あんかんせつ》」**とも呼ばれます。

2つの鞍が重なり合う形状になっていることで、私たちは親ゆびをぐるりとまわしたり、手のひら側に大きく曲げたりして、さまざまなモノをつかむことができます。

この第2章で紹介する「親ゆび刺激法」は、**ヒトの親ゆびだけがもつ「母指対立運動」と「鞍関節」という2つのすごい特長を生かし、脳を活性化していく運動です。**

まずは、誰にでもできるかんたんな動きを組み合わせた3種類の**「基本の親ゆび刺激法」**。これを毎日行ってください。それに慣れてきたら、左右の親ゆびにちがう動きをさせるちょっと難易度の高い**「左右別々刺激法」**や、いつでも手軽にできる**「もむ、おす刺激法」**も行ってください。これで、あなたの脳の運動野《うんどうや》、感覚野《かんかくや》をさらに刺激。血流を高め、脳の働きが活発になって若返りはじめます。

すべて座りながら気軽にできる体操ばかりなので、ぜひ、ためしてみてください。

「親ゆび刺激法」の3つのポイント

「親ゆび刺激法」が脳全体に好影響を与えるのは、右手が左脳、左手が右脳とつながっていることと関係しています。

普段、右利きの人の場合、右手で字をかき、右手でモノをつかみ、右手で箸をもちます。すると**左脳が活発に働き、右脳への刺激はすくない状態で生活をしています。**

そこで、ときどき、左手で字をかき、左手で歯ブラシをもち、左手でスマートフォンを操作するといいでしょう。思うように動かないもどかしさを感じますが、そのモヤモヤ感が脳にはいい刺激になります。これによって右脳を目覚めさせます。

とはいえ、日常生活で利き手とちがうほうを積極的につかうのは、なかなか難しいものです。その点、**私が開発した「親ゆび刺激法」はかならず両手を、同時に、つかいます。**右利きの人も、左利きの人も、普段つかわないほうの手を動かすので、脳全体が刺激を受け、活性化するのです。私が脳リハビリを行っているデイケアでも、多くの方々に日々実践していただき、大きな効果を発揮しています。

「親ゆび刺激法」を行う際のポイントは3つ。

1．基本姿勢に気をつける

イスに座って、背すじを伸ばし、わきを締めて行いましょう。

呼吸は止めずにゆっくりと。

2．どの関節を曲げ、伸ばしているか意識する

親ゆびの第1関節が曲がっている感覚、ピンと伸ばす感覚など、動作そのものや動きから受ける刺激に意識を向けましょう。

それが運動野と感覚野への新鮮な刺激となり、脳を活性化させます。

3．朝晩1回ずつ

いずれの運動も朝起きたあと、夜の入浴後に1回ずつ行うと、より効果的です。**3種類の「基本の親ゆび刺激法」はすべて行い、ほかの刺激法は好みのものをプラスしてください。**日中、仕事や家事をしながら空いた時間に行ってもかまいません。本を読みながらでも、通勤途中でもできる手軽さも「親ゆび刺激法」のいいところです。

毎日やって！「基本の親ゆび刺激法」

1 親ゆび曲げ刺激法

さて、ひとつ目！　親ゆびの第1関節だけを曲げ伸ばしする体操です。大切なのは、第1関節が曲がっている感覚をしっかり意識すること。それが感覚野への刺激となり、脳の血流を高めてくれます。

いつでもできる体操なので、朝晩はもちろん、時間のあいたすきに、やってみてください。

■1 イスに座って、背すじを伸ばし、わきを締め、ひじをわき腹につけて、小さく前ならえのポーズをする。続いて、両手ともにじゃんけんのグーの形をつくってから、親ゆびだけをピンと伸ばす。

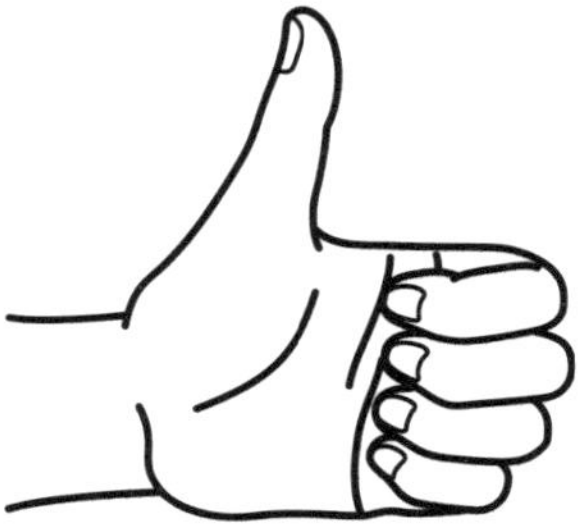

■2 息を吐きながら、親ゆびの第1関節を曲げられるところまで、ゆっくりと曲げる。

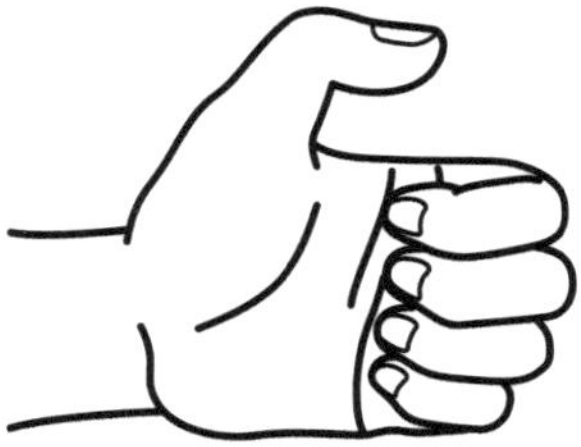

■3 次に、息を吸いながらゆっくり伸ばす。これを、両手同時に10回くり返す。

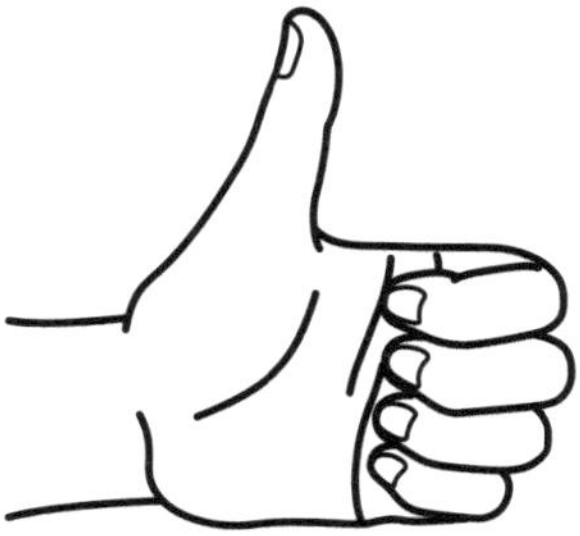

ここがポイント!

親ゆびの第1関節が曲がっている感覚をしっかり意識する。

毎日やって！「基本の親ゆび刺激法」

2 親ゆび開いて閉じて刺激法

両手のひらを上に向け、親ゆびで小指のつけ根にタッチして、戻す、をくり返す体操です。小指のつけ根にタッチできなくてもかまいません。無理は禁物。曲げられるところまでやってみましょう。

ポイントは親ゆびを曲げる際、手のひらの下、手首のつけ根あたりに広がる刺激を感じること。ここには親ゆびの隠れた第３関節があります。ここに刺激が行っているのを意識することで、脳の感覚野を活性化します。

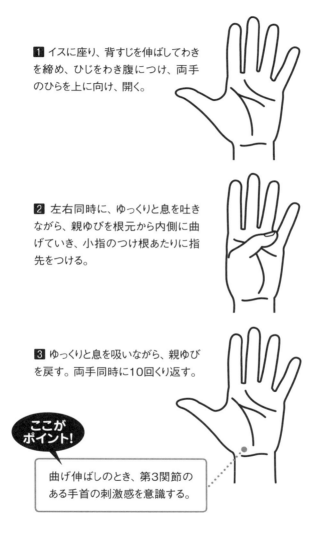

1 イスに座り、背すじを伸ばしてわきを締め、ひじをわき腹につけ、両手のひらを上に向け、開く。

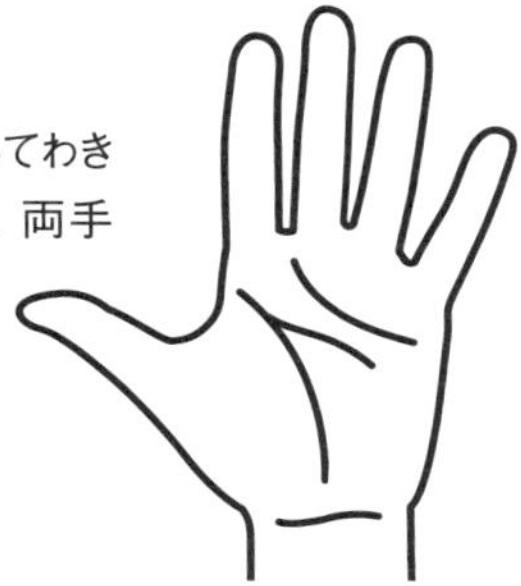

2 左右同時に、ゆっくりと息を吐きながら、親ゆびを根元から内側に曲げていき、小指のつけ根あたりに指先をつける。

3 ゆっくりと息を吸いながら、親ゆびを戻す。両手同時に10回くり返す。

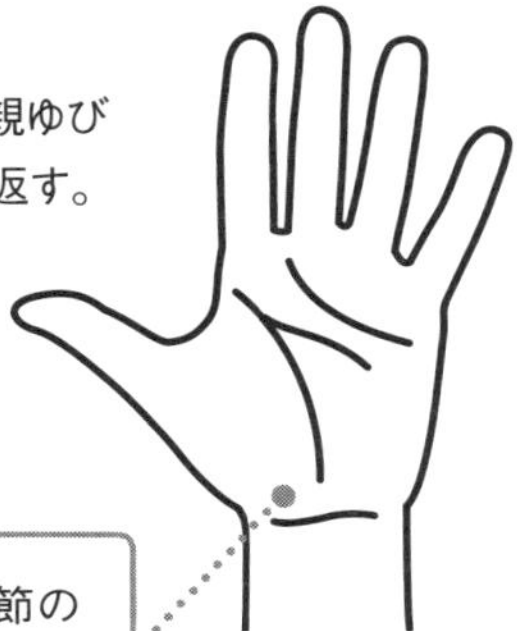

ここがポイント!

曲げ伸ばしのとき、第3関節のある手首の刺激感を意識する。

毎日やって！「基本の親ゆび刺激法」

3 親ゆびタッピング刺激法

親ゆびの腹と、人差し指の腹、中指の腹、薬指の腹、小指の腹を順番にくっつけていく体操です。両手同時に行います。5往復を1セットとして、自分のできるスピードでリズミカルに行いましょう。

運動野、感覚野が刺激され、タッピングを行う前とあとでは、脳全体の血流が改善することがわかっています。

1 イスに座り、背すじを伸ばしてわきを締め、ひじをわき腹につけ、両手のひらを正面に向け、パーの形に開く。

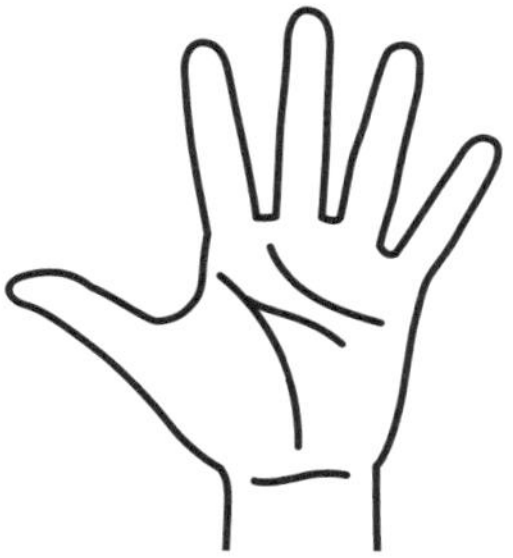

2 親ゆびの腹と人差し指の腹、中指の腹、薬指の腹、小指の腹を順番にタッチする（タッピング）。

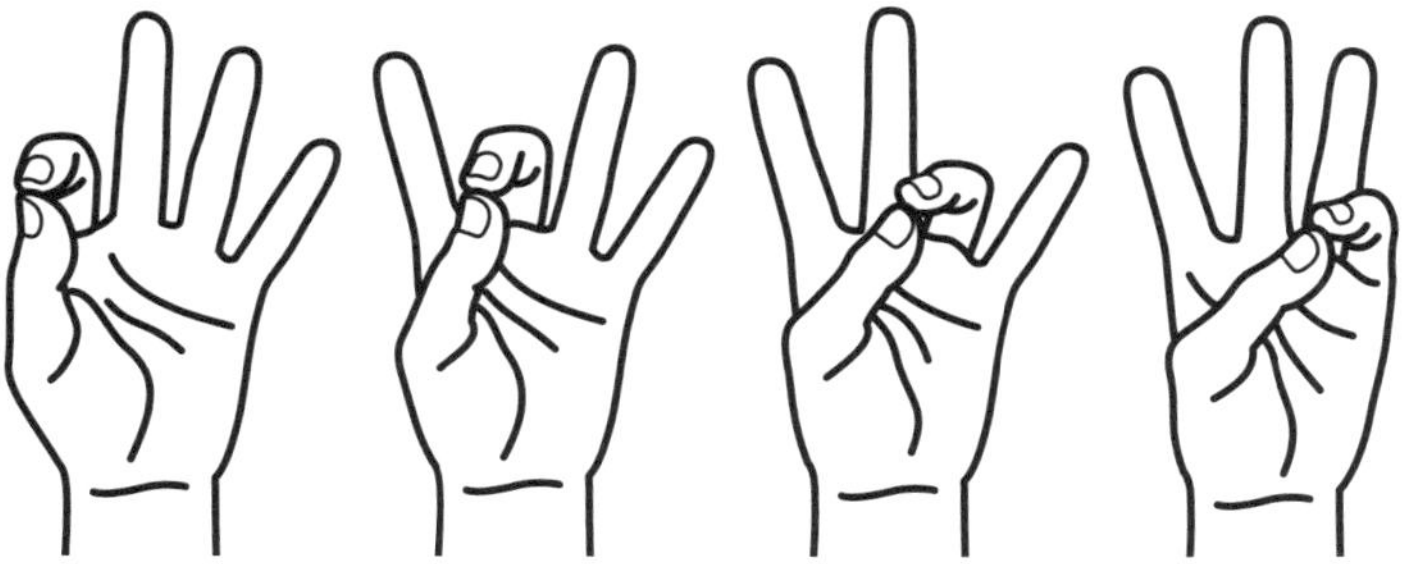

3 次に、親ゆびの腹と小指の腹、薬指の腹、中指の腹、人差し指の腹をタッチさせ、1往復。両手同時に、5往復する。

ここがポイント!

両手同時だとうまくいかない場合は、片手ずつでもOK。

さらに脳を活性化！「左右別々刺激法」

1 グーパー刺激法

ここからは左右の指にちがう動きをさせる刺激法です。難易度が上がるので、やってみると、脳が混乱！　成功させようと意欲的に挑むことで脳がさらに活性化していきます。

とはいえ、ひとつ目の「グーパー刺激法」は、わりとかんたんです。「右手をパー、左手をグー」と「左手をパー、右手をグー」を20セットやるだけ。すぐにできてしまった人は、グーをつくる際、1回置きに「親ゆびを手のひらのなかににぎりこむグー」と「親ゆびを外に出すグー」にするなどの変化をつけて、難易度を上げていくと脳への刺激を高めることができます。

1 イスに座り、背すじを伸ばしてわきを締め、ひじをわき腹につけ、手のひらをパーにして正面に向ける。

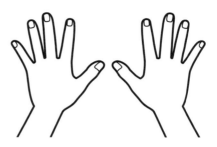

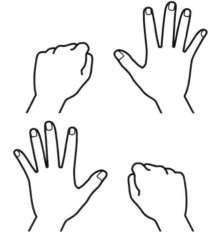

2「右手をパー、左手をグー」と「右手をグー、左手をパー」を交互にやって、これで1セット。20セット行う。

ここがポイント!

「左右でちがう動きをしている」と意識することで、脳を混乱させ、活性化させられる。

さらに脳を活性化！「**左右別々刺激法**」

2 イチ、ニ、刺激法

「イチ、ニ、刺激法」は、両手をパーの状態から手をにぎるときに、左右の手でちがう動きをしていく体操です。前項の「グーパー刺激法」に比べると、かなり難易度が上がります。

息を止めず、ゆっくり呼吸しながら、イチ、ニ、イチ、ニとリズミカルにグーパーをくり返していきましょう。見た目はかんたんそうですが、実際にやってみると、左右の親ゆびにちがう動きをさせることの難しさがわかるはずです。

1 イスに座り、背すじを伸ばしてわきを締め、ひじをわき腹につけ、手のひらをパーの形で開き、正面に向ける。

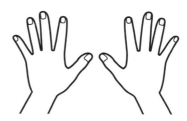

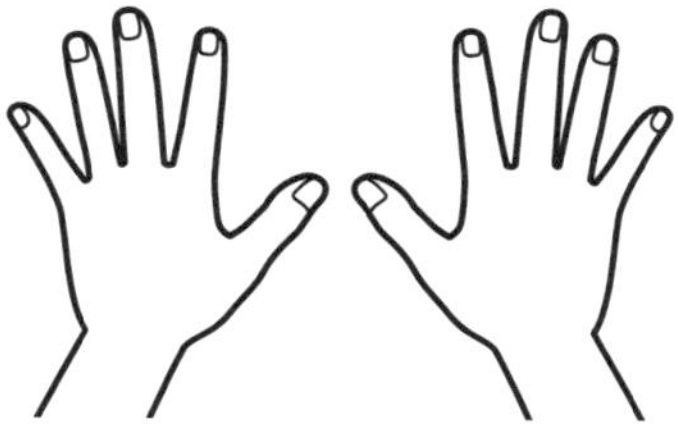

2 「イチ」と言って両手をにぎる。このとき、右手の親ゆびは外に出して立て、左手の親ゆびはグーのなかにおさめる。

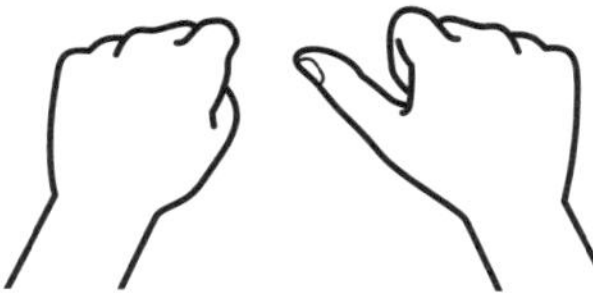

3 続いて「ニ」と言って両手を開く。

4 次に「イチ」と言って両手をにぎる。今度は右手の親ゆびを手のなかにおさめ、左手の親ゆびを外に出して立てる。これで1セット。

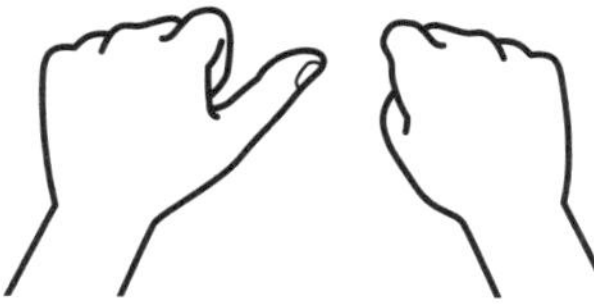

5 「イチ」「ニ」「イチ」「ニ」と言いながら、これを10セット行う。

ここがポイント!

にぎる親ゆびは、人差し指、中指でしっかりと抱えこむ。

さらに脳を活性化！「左右別々刺激法」

3 ピンピン刺激法

左右のこぶしをにぎりながら、親ゆびと小指を交互に立てていく体操です。両手をにぎるとき、右手は親ゆび、左手は小指をピンと立てます。次に、右手は小指を、左手は親ゆびをピンと立てます。

左右の動きがちがうこの体操の難しさはかなりのもの。最初はゆっくりでかまいませんので、親ゆびと小指をしっかりと意識しながら動かしていきましょう。左右の動きのスピードを合わせながら、別々の動きをすることで脳全体の血流がアップしていきます。

1 イスに座って背すじを伸ばし、わきを締め、ひじをわき腹につけ、両手をにぎる。

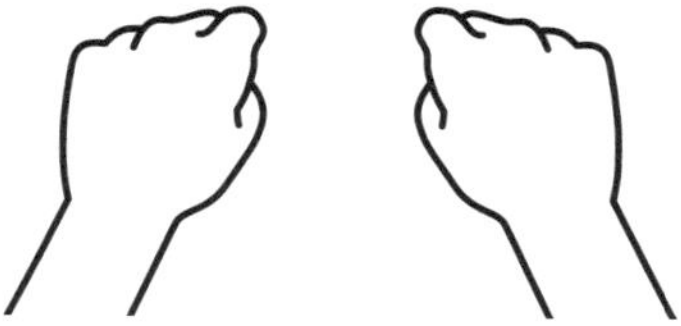

2 次に、右手は親ゆびを、左手は小指をピンと立てる。

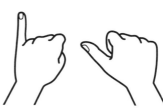

3 次にいったん両手をグーにする。

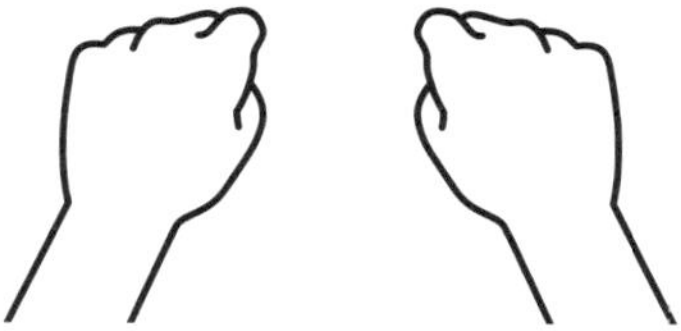

4 今度は逆に、右手は小指を、左手は親ゆびをピンと立てる。これで1セット。

5 自分のできるペースで、10セット行う。

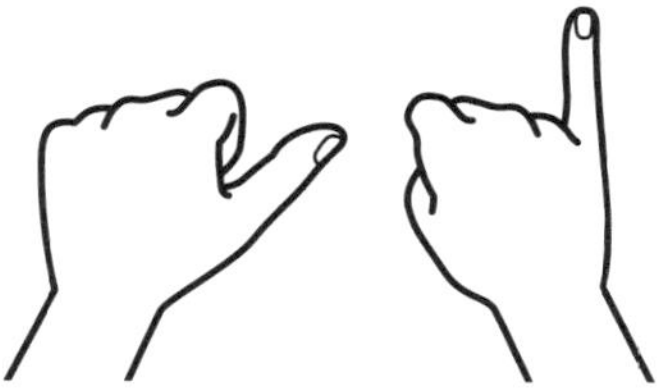

ここがポイント!

親ゆびと小指の立ち方を意識して。できる限り、きれいに伸ばすと感覚野が刺激される。

かんたん！　きもちいい！「もむ、おす刺激法」

1　親ゆびのキワもみ

肩をもむ、ふくらはぎをもむなど、マッサージで体が楽になるのは、筋肉への刺激によって静脈の血流が上がり、体中に必要な酸素が行き渡り、老廃物が運び出されるからです。「血流」という切り口で見ると、指先は人間の体のなかでもとてもめずらしい部位だと言えます。なぜなら、動静脈吻合《どうじょうみゃくふんごう》と言って、動脈と静脈が組み合わさっているところだからです。

この「親ゆびのキワもみ」はそんな体の特徴を利用して脳を活性化させるマッサージ。親ゆびへの刺激はダイレクトに脳の感覚野に伝わるだけでなく、全身の血流を上げることにもつながります。

時間があれば人差し指、中指、薬指、小指のキワももんでみて。終わるころには、全身がぽかぽかしてきます。

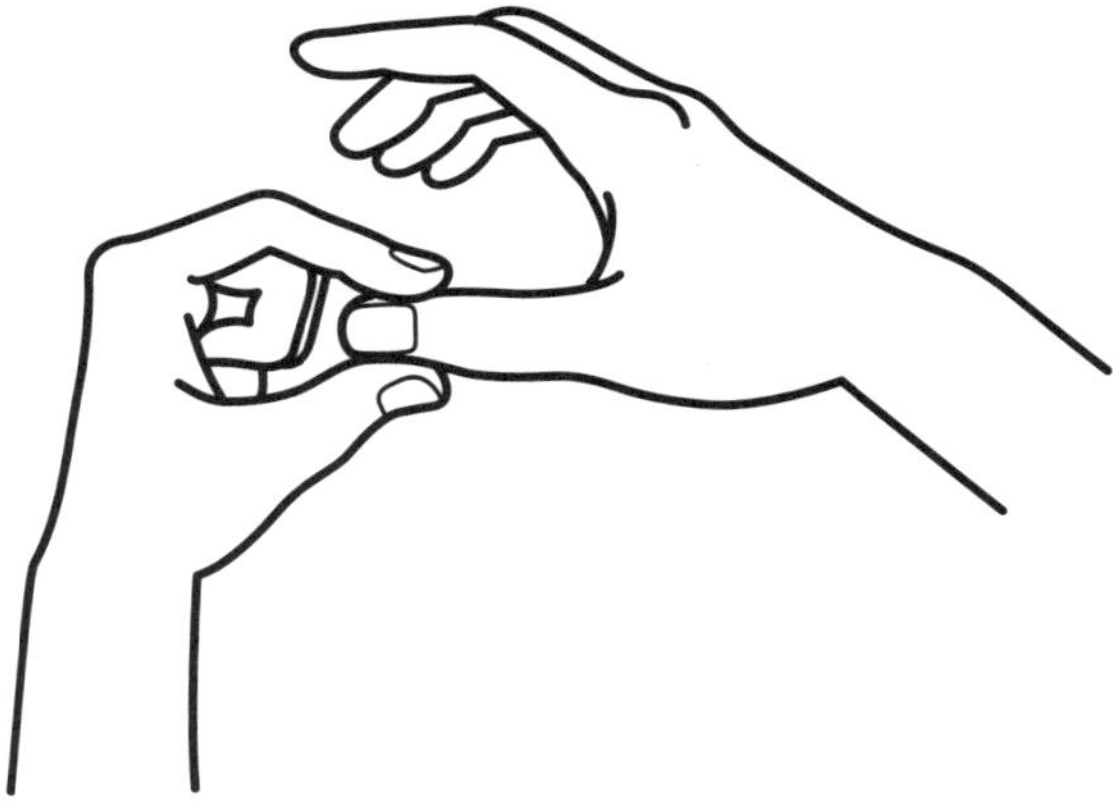

右手の親ゆびの爪のキワを、左手の親ゆびと人差し指でぐいっぐいっと20回もむ。
反対の手も同様に。

かんたん！ きもちいい！「もむ、おす刺激法」

2 親ゆびで「労宮《ろうきゅう》」をおす

「労宮」は手のひらの真ん中にあるツボです。自律神経の働きを整え、体の疲れやストレスによるイライラを改善します。

労宮をおす親ゆびにも意識を向けてください。親ゆびをつかうツボおしは、いいことがいっぱいです。おす側の親ゆびの意欲ある動きが運動野への、おされる手のひらの心地いい痛みが感覚野への刺激となり、脳を活性化させるのです。労宮への指圧は、自律神経を整え、体の疲れもとるので、日常にとり入れてください。

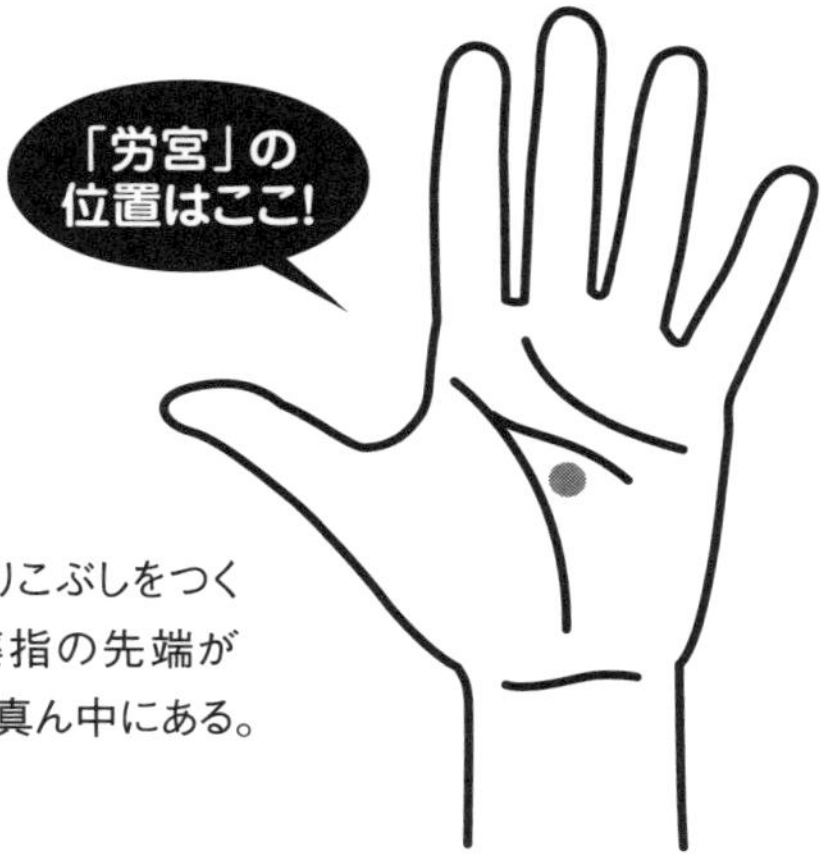

「労宮」は軽くにぎりこぶしをつくったときに中指と薬指の先端がふれる、手のひらの真ん中にある。

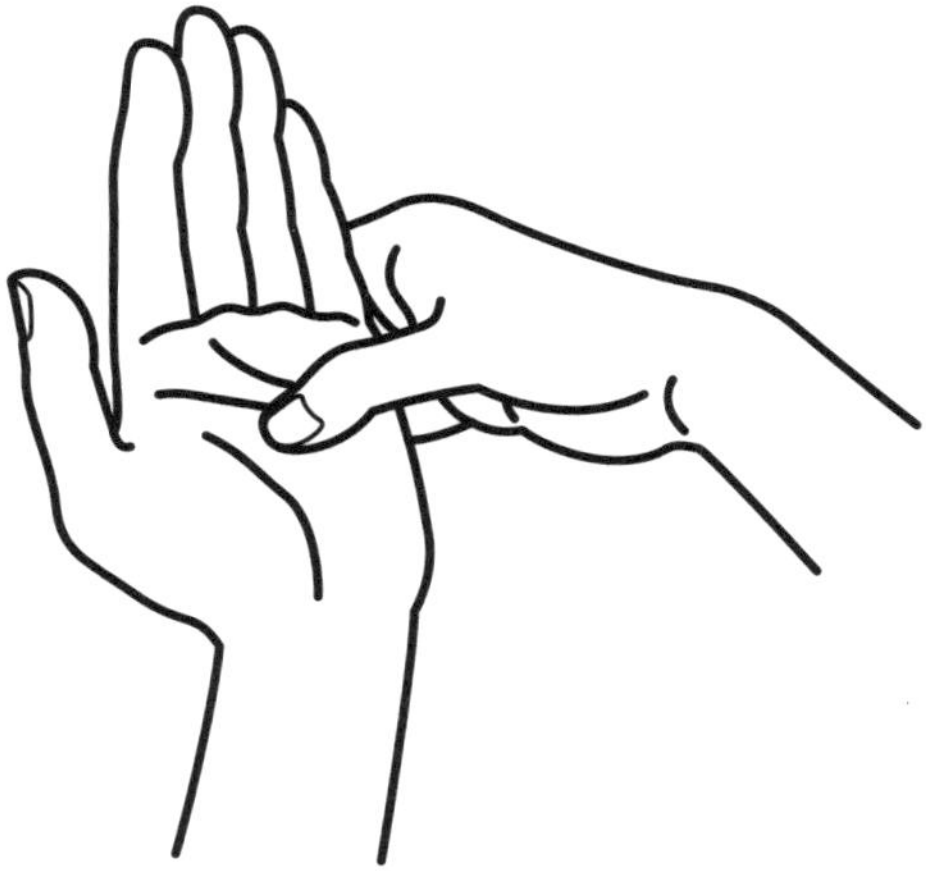

息を吐きながら、親ゆびで5秒間おす。これを5回くり返す。反対の手も同様に。

かんたん！ きもちいい！「もむ、おす刺激法」

3 親ゆびで「合谷《ごうこく》」をぐりぐり

合谷は、人差し指と親ゆびの骨が合流する根元から、少しだけ人差し指側にあるツボです。ここを親ゆびでほぐすと、最初は固かったコリがほぐれていき、手がぽかぽかしてくるはずです。これは血流が良くなった証拠で、肩コリにも効果があり、血圧を下げる働きもあります。

また、合谷は全身のツボのなかでもっとも脳に刺激が伝わりやすいツボ。右手の合谷を指圧すると左脳の血流が、左手の合谷を指圧すると右脳の血流が活発になることも明らかになっています。

ぐりぐりもみながら、きもちの良さをしっかりと感じていくと、脳をリラックスさせる効果も得られます。

人差し指と親ゆびの骨の合流地点から、指先を少しだけ人差し指の骨に沿って動かしていくと、小さなくぼみが見つかる。そこが合谷。

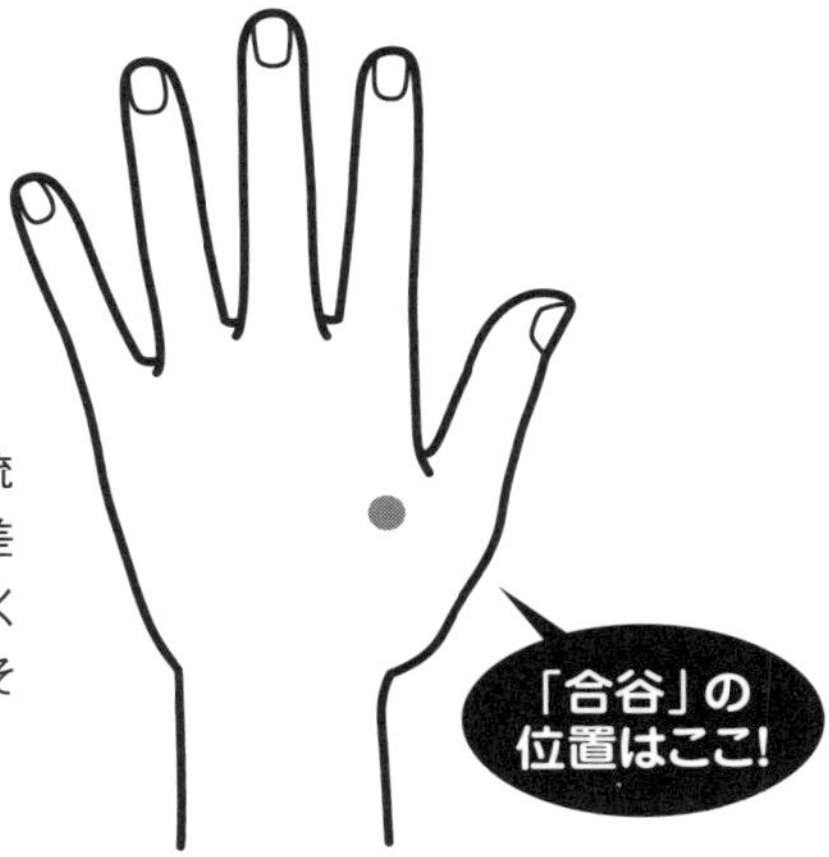

親ゆびで5秒間、ぐりぐりともみほぐす。これを5回くり返す。反対の手も同様に。

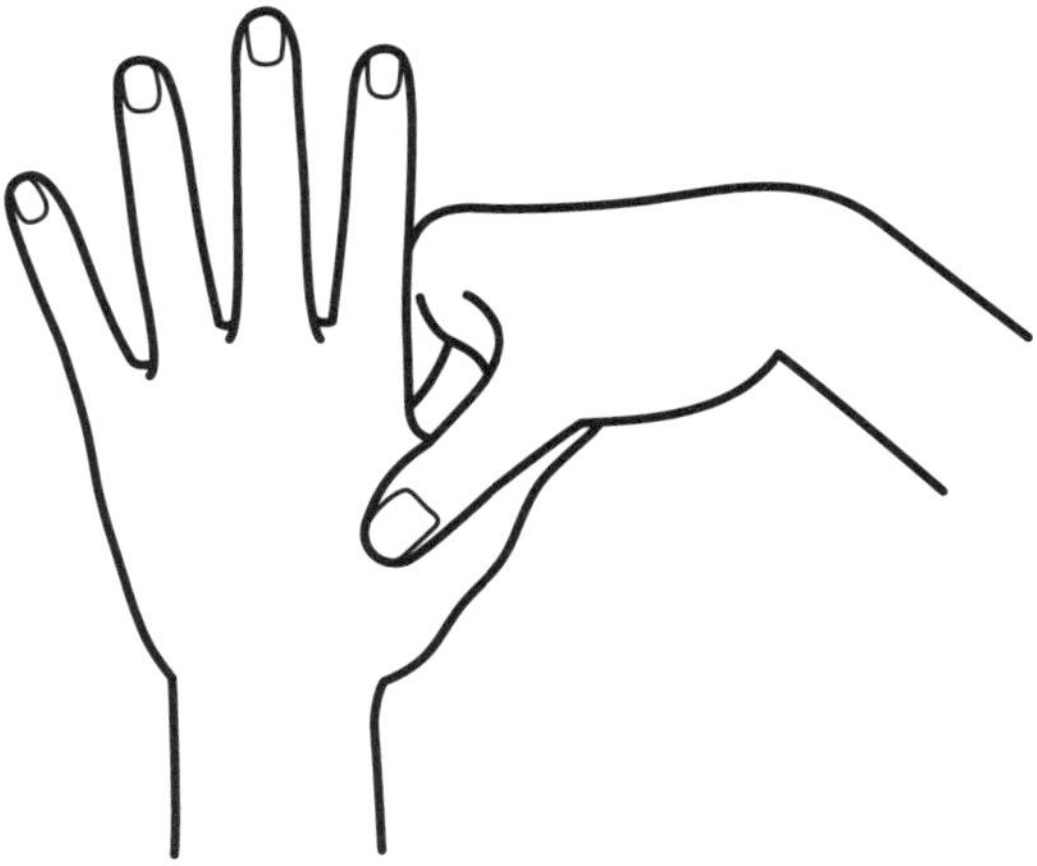

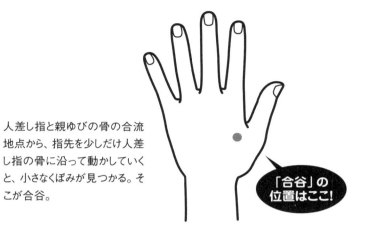

第3章

「親ゆび刺激生活」で脳を若返らせる

「サルからヒトへ」をもう一度

本書で提案している「親ゆび刺激法」には、2つの柱があります。

1．体操で刺激する

2．日常生活で刺激する

前章では、体操で刺激する方法をお伝えしました。

この第3章では、もうひとつの柱である「日常生活で刺激する」について紹介していきます。

モノにさわり、つかみ、にぎり、ふれて指先が感じとった感覚。その感覚について「強く意識する」ことで、意欲の発信源である前頭葉《ぜんとうよう》が刺激され、脳が若返っていきます。

日々の暮らしでおざなりになってしまっている動作の一つひとつを見なおすと、あなたの脳は変わりはじめます。

毎日を工夫と発見の場にしていくこと。なにも特別な変化は必要ありません。暮らしのなかで刺激するチャンスはたくさんあります。

親ゆびをつかった、にぎる、つかむといった動作によって、ヒトの脳はサルから進化していった……というお話を紹介しましたよね。

最初は手のひらで石を包むくらいだったものが、親ゆびをつかってモノをつかむようになり、道具が増え、脳は急激に発達していったのです。

親ゆびを「日常生活で刺激する」とは、**このサルからヒトへの進化の過程を追体験するようなもの。**

なにか道具をつかうとき、親ゆびはどのように動き、どんな感覚を得ているのか。道具と親ゆび、脳の関係をていねいに追っていきましょう。

現代の生活でもう一度サルに戻ってしまう

動作と道具に注目しながら、日々の暮らしを振り返ってみると、私自身もまた第1

章でお話しした「日常生活のサル化」から無縁ではないことがわかります。

たとえば、**「電話をかける」**という動作。

子どものころは、玄関にある黒電話の受話器を取り、ダイヤルをまわして、電話をかけていました。

電話番号は覚えるか、電話帳に書き留めるのが普通で、自宅、親しい友人の家などの番号をいくつも暗記していたものです。

いまはどうでしょう？

職業柄、ファックスを受け取ることもあるので自宅にも電話機があります。しかし、通話はほぼ100％携帯電話ですませています。ダイヤルを指でまわすことはなく、ガラケーからスマートフォンにもち替えた時点でプッシュボタンをおすこともなくなりました。

暗記している電話番号は自宅とクリニックくらいのもので、電話をかけるときは画面に表示された連絡先をおすだけ。

親ゆびこそつかっていますが、道具にふれている時間、動作を行うために考える時間が圧倒的にすくなくなってしまいました。

「キッチン」に目を移せば、食器洗い機が食器を洗い、ふきんで水気をふき取る手間を省いてくれています。

米を研ぎ、出汁《だし》を取って味噌汁をつくり、野菜を切り、肉の下ごしらえをし、調理する人と、真空パックの食品を買ってきて電子レンジでチンする人とでは、どちらが脳に刺激を与えているか一目瞭然ですよね。

「部屋の掃除」も掃除機が当たり前。ほうきとちりとりという昔ながらのやり方を実践されている人は減り、いまではスイッチひとつで勝手に室内を行き来し、自動で充電までしてくれる掃除ロボットが徐々に普及しています。

コンビニやスーパーのレジでは、年配の方も**「電子マネー」**のカードを取り出し、ピピッと支払いをすませています。

財布を開き、お釣りの切りが良くなるよう小銭を選ぶといった行為は脳への良い刺激になるのですが、利便性で言えば電子マネー払いのほうが上ですから仕方がないのかもしれませんね。

しかし、**こうした便利さは感覚的になにも研ぎすませてくれません。指を動かす機会を減らし、脳への刺激は少なくなり、将来的には認知機能を落としていきます。**

あなたの日常から、知らず知らずのうちに親ゆびや手をつかう道具が減っています。

私たちは利便性と引き換えに、脳をきたえる機会を失っているのです。これを意識して改善しないと、脳が退化してしまいます。

だからと言って、いまさら不便で手間のかかる生活を推奨するわけではありません。

そこで、ここからは、暮らしのなかで無理なく親ゆびを刺激し、脳を活性化していく**「5つの刺激法」**をお伝えしていきます。

日常の親ゆび刺激法❶ 「さわった瞬間」の感覚を尊重する！

道具と出あったとき、こんなふうに感じたことはないでしょうか。

うまく言えないけど、なんとなくいい。

もった瞬間、ずっと前からつかっていたような感じがした。

周りの人はすごくいいモノだと言うけど、どうもピンとこない。

機能性が高いのはわかったけど、手ざわりがイヤ。


たとえば、**ゴルフクラブを買うとき、もった瞬間に「まっすぐ飛びそう」とか、逆に「どうもしっくりこない」と感じることがあります。もった瞬間に、です。**こういう快・不快は、どんな道具を手にしたときにも感じるものです。

手になじむコーヒーカップとそうではないコーヒーカップ。もうひとつ同じものを買いたくなるほどピッタリの手袋と、どうも落ち着かない手袋。かきやすい万年筆とかきにくい万年筆。

たいてい、もった瞬間、はめた瞬間、かいた瞬間に、これはいい、悪い、を感じていますよね。

では、こうした快・不快を脳はどうやって判断しているのでしょうか。

なぜ、このゴルフクラブはしっくりこないのか？

答えは、**脳にインプットされた、過去の「記憶」にあります。**

その記憶は過去のナイスショットの記憶、というだけではありません。過去にさまざまな道具や素材にさわり、感触の良かったもの、悪かったものの記憶が脳にインプットされているのです。

ですから、新しいクラブを買おうとグリップをにぎったとき、脳が過去の記憶と照らし合わせて、一瞬で快・不快を判断しているわけです。

とても大切なことは、この瞬間的な判断を尊重することです。これこそが、脳の老化を遠ざけるためにとても重要になります。

ゴルフクラブのショップの店員は「海外のトッププロも使用しているモデルです」「新素材で軽くなりました」「一番の売れ筋」「お買い得」など、もった瞬間の快・不快に関係なく、商品の情報を次々と伝えてくれます。

すると、判断にブレが生じます。

にぎった感じはいまいちだったけれど、売れているのならいいクラブなのかも……。あのプロがつかっているのなら……。ところが、そういう情報に影響されて購入したはいいものの、実際につかってみると、やっぱりしっくりこない……。

これはゴルフクラブに限らず、あらゆる道具に当てはまる話です。こういう判断をくり返してしまうと、感覚そのものがどんどん鈍っていきます。

手でふれた瞬間の「快・不快」こそが、脳が下したあなたにとって一番正しい判断です。この直感を尊重していくことで、自分に合った道具を選ぶことができ、さらに脳を活性化させることにつながるのです。

日常の親ゆび刺激法❷　動作を「言葉」で実況中継する！

私は**「無意識の動作を言葉で説明すること」**をオススメしています。親ゆびの動きを中心に見据え、動作そのものを声に出して、言ってみるのです。

たとえば、あなたはペットボトル入りの飲料を飲むとき、ボトルのどこを、どのようにつかみ、口元まで運んでいますか？　普段、どんなふうにペットボトルをもっているのか……。思い返してみても、いまいちピンとこないかもしれませんね。

それもそのはずで、私たちにとって、つかむ、にぎるといった動作は当たり前すぎて、あえて親ゆびや手の動きを意識することがないからです。

しかし、この一連の動作を改めて意識し、発見し、感じていく。それが脳の若返りトレーニングになります。

もって、飲むときに、親ゆびはどう動いているのか。言葉にしながら説明していきます。

動作を言葉にすることで、インプットされる情報も、アウトプットされる情報も増し、脳への刺激はより大きくなります。

では、実際にやってみましょうか。

テーブルの上に置いてあるペットボトル。あなたなら、ボトルのどのあたりをつかむでしょうか。声に出して実況中継してみましょう。

「ボトル中央のすこし細くなっている部分を左手の親ゆび、人差し指、中指で包むようにして、つかみ、もち上げました。手のひらとペットボトルの間にはすこし空間がありますね。手のひらでつかむのではなく、指でつかんでいることがわかりました」

続いて、手元に引き寄せたペットボトルのキャップを開きます。

「左手の親ゆび、人差し指、中指でペットボトルを固定しながら、右手の親ゆびと人差し指でキャップをつまみました。右手の手首をひねりながら、すこし親ゆびに力を入れ、キャップを反時計まわりにまわしていきます。5回ほどまわすと、キャップが取れました」

いよいよペットボトルを口元に近づけ、中身を飲みます。

「左手の親ゆび、人差し指、中指でもったまま、ペットボトルを口元に近づけ、傾けます。すると、親ゆびがペットボトルの重みを感じとり、うまく重心のバランスをとっています。そして、親ゆびを奥側に動かすとペットボトルがすこし倒れ、中身の飲料がスムーズに口のなかに入ってきました」

ひと口飲んだところでペットボトルを口から離し、再び右手の親ゆびと人差し指でキャップを締め、テーブルの上に戻して終了です。

「言葉」にすると意外な発見の連続！

さあ、どうでしたか？　普段は特に意識することのない動作ですが、親ゆびの動きに注目し、言葉で説明することで、感じ方が変わったのではないでしょうか。

まず、**一連の動作すべてに親ゆびが関連していることがよくわかりましたよね。**もし、両手の親ゆびがケガで動かせない状態だったとしたら、ペットボトルをつかむことも、キャップを開けることも難しくなります。

そして、一見、手のひらの握力をつかい、つかんでいるように見えるペットボトルをもった状態が、じつは指先の力加減によって維持されていることもわかりました。

こうした一連の気づきや一つひとつの動作への自覚、ペットボトルの冷たさ、もったときの感触などが、**運動野《うんどうや》、感覚野《かんかくや》への大きな刺激となり、血流の上昇につながります。**

さらに、飲むという意欲をともなった動作を言葉に出しながら、行うことで前頭葉にも強く働きかけます。感じ、発見し、意識していくことは脳に対してプラスの効能ばかりをもたらすわけです。

ペットボトルの例以外にも、親ゆびをつかった動作は数限りなくあります。思いつく限りであげてみましょう。
- **つかむ**……「手すりをつかむ」「腕をつかむ」
- **にぎる**……「クルマのハンドルをにぎる」「子どもの手をにぎる」
- **も　つ**……「カバンをもつ」「両手で土鍋をもつ」

・まわす…「ドアノブをまわす」「カギをまわす」
・ひねる…「蛇口をひねる」「ガスレンジのつまみをひねる」
・さわる…「猫のお腹をさわる」「布の手ざわりをたしかめるために、さわる」
・めくる…「本のページをめくる」「カレンダーをめくる」
・お　す…「リモコンのボタンをおす」「手のツボをおす」
・おさえる…「髪が乱れないようにおさえる」「紙が風で飛ばないようにおさえる」
・はめる…「ボタンをはめる」「パズルをはめる」
・たたむ…「洋服をたたむ」「扇をたたむ」
・むすぶ…「ひもをむすぶ」「子どもの髪をむすぶ」
・しばる…「古新聞をしばる」「布でしばる」
・お　る…「木の枝をおる」「折り紙をおる」
・つまむ…「ビー玉をつまむ」「塩をつまむ」

ほかにもこんな動作があると気づかれたら、ぜひ、かき加えてください。
そして、それぞれの動作をペットボトルの例のように、親ゆびの動きに注目しながら言葉に出していきましょう。

蛇口をひねるときの親ゆびの動きを発見し、言葉にしてみる。塩をつまんでいるときの指先に伝わる感触を言葉にしてみる。折り紙をおって、ツルをつくる手順を一つひとつ解説してみる。声に出すことで、発見し、感じた内容がより鮮明になります。

人からバカバカしいと笑われたとしても、**そこに自分なりの発見があれば、脳は刺激を受けて間違いなく活性化していきます。**

日常の親ゆび刺激法❸　目を閉じて、さわってみる！

指先でモノにふれることは、脳が刺激と出あう瞬間です。この刺激をより強くし、脳を活性化する方法をご紹介しましょう。

目を閉じて、モノにさわるのです。私たちの指先のセンサーはとても鋭敏で、細かな感触のちがいを感じとってくれます。**目を閉じることで、そのセンサーをより鋭敏にするわけですね。**

たとえば、買い物をするときにふれている「お札」。目を閉じてさわってみてください。

千円札、5千円札、1万円札。厚さはどれも同じです。大きさは1万円札が一番大きく、5千円札、千円札の順に小さくなります。

驚かされるのは、そのさわり心地です。

でこぼこした部分があるかと思えば、つるつるとした部分もある。単純な凹凸ではないさわり心地のホログラムになっている部分もあり、目を閉じながらふれていると飽きることがありません。

日本の印刷技術のすごさを実感するとともに、こんなに複雑な表情をもった紙を普段は気にせず、つかっているのだなという発見があります。それがそのまま脳への新鮮な刺激になります。

お札に限らず、目を閉じて、さまざまなモノにふれて、質感を確かめてみてください。ちなみに、この本にもあなたの親ゆびの感覚を刺激する仕掛けが施してあります。

どんな仕掛けかお気づきでしょうか？

じつは、**17ページから紙の質が変わっているのです。**16ページまでは、すこしつるつるした紙、それ以降はすこしざらつきのある紙です。

また、**カバーを取っていただくと、表紙には親ゆびの指紋のデザインが！**

発見し、感じて、楽しんでくださいね。

日常の親ゆび刺激法❹　道具のデザインに敏感になる！

日常的な動作に注意を払うことで、またちがう発見もあります。

先ほど例に出した、ペットボトル。

各メーカー、さまざまな飲料のペットボトルを発売していますが、**キャップの側面には力を入れても指先が滑らないよう、ざらざらとした加工が施されています。**

「ミネラルウォーター」のペットボトルは中身の水の感触を楽しんでくださいということなのか、あるいはぐっと指先でにぎりこむことで中身が出てくるようにということなのか、とても薄くやわらかい素材でできています。ランニングしながら片手でも ち、水分補給する人もいるからでしょう。

逆に**「炭酸飲料」**のペットボトルは総じて固くしっかりとしたつくりで、硬質な手ざわりです。やわらかい素材では、誤って炭酸が吹きこぼれることもあるはずです。女性をおもなターゲットとしている健康志向の高い**「お茶」**のペットボトルは全体がほっそりしており、手の小さな人でも持ちやすいよう配慮されていました。

このように日常の動作に「発見し、感じる」意欲をもつと、ペットボトルだけでもたくさんの発見があります。

当然、ペットボトルに限ったことではありません。あらゆる道具は、その用途、役割に合わせて、手になじむようにデザインされています。

道具の形状、重さ、手ざわりに注意を払うことは、そのまま脳の感覚野に働きかけます。無意識だった動作に意識的になるだけで、あなたは道具からもプラスの刺激を得ることができるようになるのです。

いま、あなたのいる部屋にもたくさんの道具があることでしょう。

その道具たちはどんな手ざわりなのか。親ゆびとの接点は小さいのか、大きいのか、硬いのか、やわらかいのか、つるつるしているのか、ざらざらしているのか。そんな視点をもつだけで、発見し、感じる機会は飛躍的に増えていきます。そして、それはそのまま脳を活性化させるチャンスとなります。

ヘラとフライ返しの決定的なちがいとは？

キッチンにある道具に着目してみると、その**「もち手」**にはさまざまな種類がありました。もち手が丸いもの、平べったいもの、逆三角形のもの。普段、つかっているときはなに気なくつかみ、にぎっているもち手ですが、そのちがいはつかむ、にぎるという動作に合うようデザインされています。

たとえば、私の自宅にある**調理の下ごしらえにつかわれる「ヘラ」のもち手は、円形でした。**これはヘラの用途が多彩で、手のひら全体でにぎることもあれば、親ゆび、人差し指、中指でつかむこともあり、つかい方によって力加減も変わってくるからでしょう。

丸い形状ならば、さまざまなにぎり方、つかみ方に対応しやすい。だから、ヘラのもち手は丸いわけです。

一方、**「フライ返し」のもち手は平べったくなっていました。**「しゃもじ」もそうですね。もち手が平べったいことで、にぎったとき、安定します。目をつぶっても、道具の先端がどちらを向いているのかわかる。

フライ返しとヘラの違いは、道具に決まった「つかい方」や決まってつかう「面」があるかどうかです。**フライ返しやしゃもじは、上になにかをのせてつかうので安定感を生み出すもち手でなければならないわけです。**

さらに用途が限られたキッチン道具の場合、もち手はより機能性に特化したデザインになります。たとえば**「パスタレードル」**。ゆでたパスタをからめ、鍋からすくい上げる道具です。

もち手をにぎった際、どちらがパスタをからめる歯のついた面か、目で見て確認しなくともわかる必要があります。そこで、**ちょうど親ゆびがくる位置に突起などをつけ、もっただけでどちらが上かがわかるよう、もち手全体が逆三角形になっています。**

これはつかんだときに親ゆび、人差し指、中指で力加減が調整できるようデザインされたもの。普段、つかっているときは特に「つかいやすいな」と感じることはありません。それでも、「パスタレードル」のように用途が限定されている道具のもち手がもしも丸かったら、「どっちが上だろう?」と気になり、モヤモヤしてしまいます。

キッチン道具の「もち手」

パスタレードル　フライ返し　ヘラ

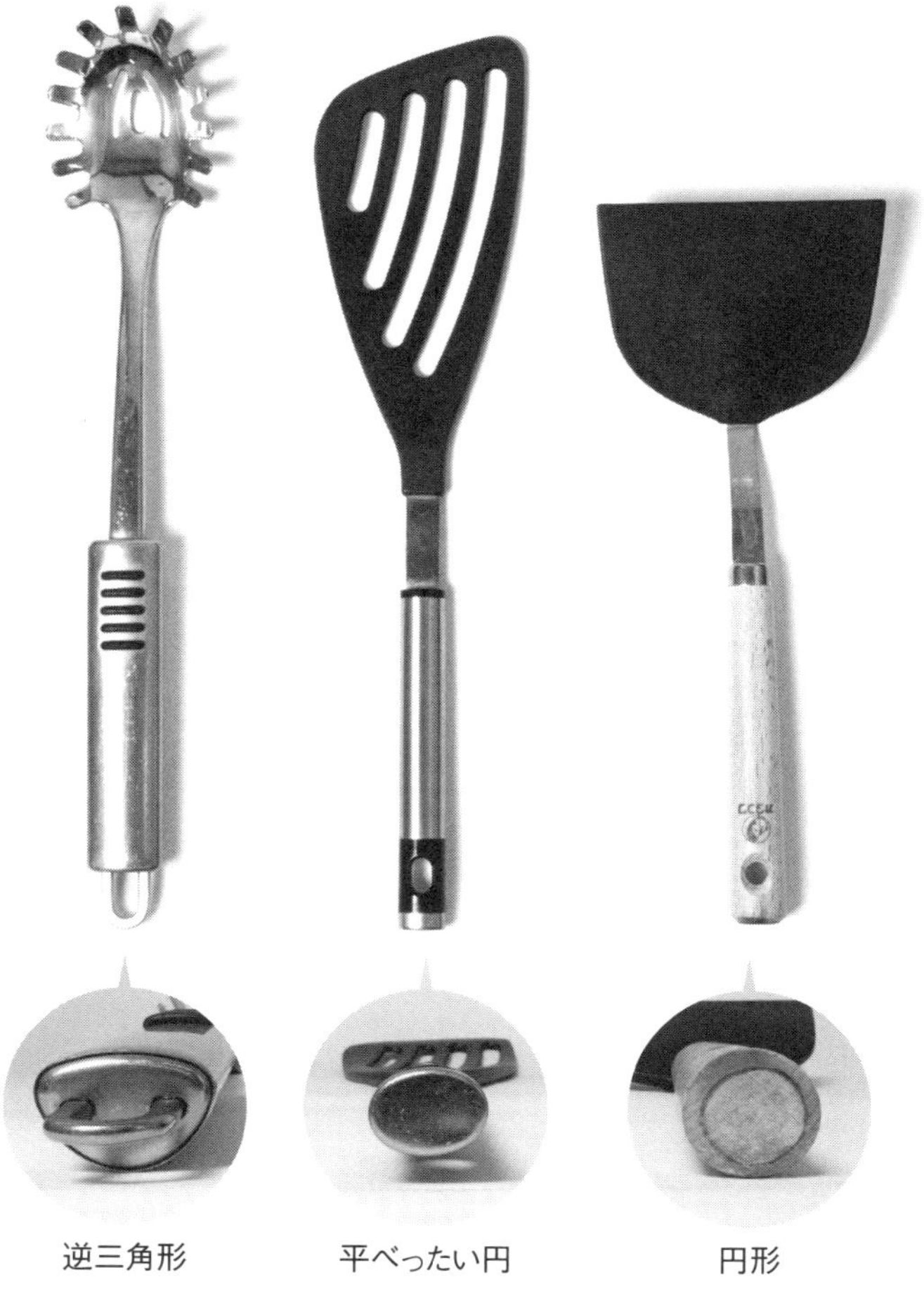

逆三角形　平べったい円　円形

ちなみに、**「トンカチ」にはもち手が丸いものと、手のひら型のグリップがついたもち方が限定されたものがあります。**同じ目的の道具で、ここまでデザインがちがう理由はつかい手の技量に合わせてあるからです。

もち手の丸いトンカチは職人さん向けのプロ仕様。まず、短めにもってクギをとんとんと軽く叩いて入れ、次に長めにもって遠心力でどんと打ち込む。プロは短くもったり、長くもったり、自由度の高いつかい方をするので、丸いもち手になっています。

一方、もち方を限定するデザインのトンカチは日曜大工向けのアマチュア仕様。主な用途であるクギの打ち込みに適した力加減になるよう、あらかじめもち手に溝をつけ、親ゆびの位置などが指定されています。

いずれもつかいやすさを追求したデザインというわけです。

「道具」とコミュニケーションする人はボケない

認知症の予防対策として、「多くの人とコミュニケーションをとりましょう」というアドバイスがあります。友人との雑談、家族とのにぎやかな生活はたしかにボケを遠ざける効果があります。

しかし、一方では、口数も少なく、性格的にひとりでいることが好きな人が、シャキッと明晰《めいせき》なまま老後を過ごしているケースも多々あります。そういった方々の暮らしぶりをくわしく聞いてみると、皆さん、**日常生活をていねいに過ごしている**、という共通点がありました。

愛用の道具をつかい、1回1回の食事を大切にし、身のまわりの掃除を欠かさず、きちんと手を動かしている。すると、日用品とふれる接点である親ゆびや手のひらから脳が刺激を受けます。

言わば、道具とのコミュニケーションによってボケを遠ざけているわけです。

日常の親ゆび刺激法❺　他人の「もち方」を観察する

同じ道具であっても、みんな、それぞれにもち方が違います。自分以外の人はどうかを観察することも脳への良い刺激となります。

あなたは電車やバスの**「吊り革」**をにぎるとき、どういうふうに指をつかっているでしょうか。そして、ほかの人たちは、どうしているでしょうか。

実際に観察してみると、**ぎゅっとにぎっている人、人差し指と中指だけを引っかける人、吊り革の上部をつかむ人、輪のなかに手首を引っかける人、親ゆび以外の４本の指を引っかける人**など、さまざまです。

また、吊り革自体のデザインも多様です。

ＪＲや東京都内の地下鉄などは、**二等辺三角形**の吊り革が多く、地方では丸い形の吊り革がよく見られます。もち手となる部分が直線になっている二等辺三角形の吊り革のほうがもちやすいのか、丸いもち手のほうがもちやすいのか。

こうした疑問をもちながら電車やバスに乗るだけで、にぎる、つかむ動作に対して意識的になります。自分にとって一番もちやすい形、にぎり方を探っていくこともまた、脳を刺激してくれます。

実際に私の周囲の人に聞いてみると、こんな少数意見もありました。

前の人がにぎっていた部分が気になるという人は、「丸い形の吊り革のほうがいい」そうです。理由は、**吊り輪の部分をくるっと回転させることで、前の人がもったところをさわらなくていいから。**感じ方、考え方は本当に人それぞれですね。

加えて、吊り革の高さが2種類、3種類ある車両も増えてきました。

ドア付近の吊り革はつかむ位置が高くなっていて、客席の前にある吊り革は低い位置に設置されています。また、優先席の前は互いちがいの高さになっている車両も。これは身長によってつかみやすい吊り革を選ぶようにしているのだと思いますが、当然、手を上げる高さによっても、ふれる、つかむ、にぎる感覚は変わっていきます。

この車両はどうか？　この路線はどうか？　みんなは、どうにぎっているのか？　そんな視点で移動中の時間をつかってみると、新たな発見があるはずです。

本章の最後に、もう一度、言います。**親ゆびは「意欲」の象徴です。**親ゆびをつかった動作には、意欲があり、目的がある。日常のなかで意識的に親ゆびを動かし、感覚を刺激してください。

すると、たちまち、脳は若返りだすでしょう。

第4章

「元気脳」になるために
やってはいけない11のこと

脳を若返らせるために大事な3つのこと

65歳以上の7人にふたりが認知症とその予備軍と言われるなかで、ボケない脳、元気な脳をつくるためには、「親ゆび刺激法」の実践が効果的です。

「ボケ」と聞くと、すぐに記憶力の低下を思い浮かべる人が多いと思います。しかし、ボケは記憶力だけの話ではありません。

「人間は感情から老化する」とも言われ、加齢とともに脳が萎縮した結果、興味や感情、意欲が低下していくこともボケの一種です。前述したように、こうした状態は医学的に「廃用《はいよう》」と呼ばれ、感情の起伏が小さくなったことで脳の機能が低下した状態です。

この廃用を防ぐためには、脳に新たな刺激を与えていくことが大切です。**心が動くワクワク感、新しいことをためしたいと思う意欲、好奇心。こういった感情をもち続けることが、脳を元気にしてくれます。**

事実、最新の脳研究によって、これまで心の問題ととらえられることの多かった「興味、感情、意欲の低下」を防ぐ生活習慣を身につけることが、記憶力の低下も含んだボケ防止に役立つことがわかってきました。

そして、そのカギをにぎるのが、脳の海馬《かいば》の先端部分にある**「扁桃核《へんとうかく》」**という部位です。感情の豊かさや感情をともなった記憶を司る扁桃核は、快・不快、好き・嫌いを判断し、興味、感情、意欲をコントロールする役割を果たしています。

つまり、この扁桃核に刺激を与え続ける生活を意識していけば、脳は若返るのです。

第4章では、その生活習慣を**「やってはいけない11のこと」**として紹介していきます。この11の習慣を実践するにあたって意識してもらいたいポイントは、3つ。

1. 新しいことを楽しみ、意欲をもって取り組むこと

2. 論理的思考の訓練をし、自分の頭で考えること

3. ストレスを減らし、自律神経のバランスを整えること

かんたんに言えば、**「意欲をもち、自分で考え、イライラしない」**ということです。日々の生活にやる気と刺激を注入して、脳を若返らせましょう。

1 「パジャマ」で過ごしてはいけない！

たまの休日をパジャマのままで過ごすのは、気楽でいいものです。ゆっくり朝寝して、遅めの朝食。新聞やテレビを眺め、のんびり過ごす。特に出かける用事もないので、パジャマや部屋着のスウェットで1日ごろごろ……。想像しただけで、悪くありません。

でも、こうした休日が尊いのは、忙しいウィークデーとの対比があるからです。月曜日から金曜日まで家の外で動きまわっているからこそ、パジャマでのんびりの週末が楽しいイベントになります。

もし、毎日がパジャマデーとなってしまったら、これは大問題。脳が老いに向かって進んでしまいます。定年退職したり、専業主婦をしていたりで、日常的にフォーマルな場へ出る機会が減ってしまった人ほど、着替えに心を傾けることが大切です。

老いのあらわれのひとつに**「身だしなみへの無関心」**があります。

朝、起きて寝ぐせがついていても「まあいいや」、ヒゲが伸びていても「まあいいや」、お化粧「面倒くさい」、着替えは「なんでもいいや」、人からどう見られても「気にしない」。鏡を見る機会も減っていき、しばらくぶりに会う息子さんや娘さんを驚かせることになってしまいます。

そして、この状態がさらに進み、認知症に移行しはじめると初期症状のひとつとして、**「着衣失行《ちゃくいしっこう》」**という症状が出はじめます。

シャツの袖に腕をうまく通せなくなったかと思えば、ズボンに腕を通そうとしてしまったり、パンツの上からパンツを二重に履いてしまうなど、着替えがおぼつかなくなります。

もちろん、着衣失行まで症状が進めば、周囲も「おかしい……」と気づいてくれますが、普段からパジャマデーばかりで、ヒゲもそらず、髪も整えず、お化粧もしないまま過ごしていると、次第にそれが当たり前となって、「身だしなみへの無関心」という老いのはじまりに気づいてもらえなくなってしまいます。

脳を老いさせないためには、朝起きてすぐに、着替える習慣をつけましょう。寝床から出たら、まず着替えること。**その服の組み合わせは、寝る前に天気予報などの情報や出かける予定などから判断して、明日着る服を枕元に用意しておいてください。**

暑いのか、寒いのか。晴れるのか、雨が降るのか。どんな人と会うのか。カジュアルでいいのか、フォーマルなほうがいいのか。**想像し、イメージすることが前頭葉《ぜんとうよう》を働かせて、脳を老いから遠ざけてくれます。**まとめると、こうです。

○翌日の服を用意し、起きたら着替える…翌日の服をイメージし、ワクワクすることで、前頭葉が働く。空間認識も高まる。着替えると、さらにワクワク感が高まる。

×1日中パジャマで過ごす…ルール、モラル、構成力が低下。前頭葉の機能も落ちていく。

仮に1日中、家にいる予定だったとしても、部屋着にバリエーションをつけるなど、身だしなみと着替えを生活の楽しみのひとつとしていくことです。すると、家のなかでの日常にもちょっとしたワクワク感が出てきて、脳を刺激してくれます。

2 「記念撮影」をしてはいけない！

携帯電話やスマートフォンの普及によって、写真を撮ることはいまや日常的な行為になりました。

私の身のまわりでも、ツイッターやフェイスブックなどのSNSをしている年配の患者さんが、咲きはじめた季節の花やその日食べたお昼ごはん、偶然かかった空の虹などを撮ったと言っては診察の合間に見せてくださいます。

しかし、同じ写真でも記念撮影には注意してください。

観光地や旅の目的地に到着し、パシャリ。バスツアーで観光スポットにおりるたび、パシャリ。街なかで有名人を見かけたからと、パシャリ。

じつは、こうした行動が結果的に脳を衰えさせてしまいます。

感情をともなわない記憶は忘れやすく、脳を若返らせるような刺激にならないからです。

逆に、**「うれしい！」「きれい！」などの感情をともなった記憶は忘れにくく、脳を**

刺激して若返らせます。

「感情記憶」をきたえなさい！

人間の脳は、短期的な記憶は海馬に、長期的な記憶は大脳皮質に分けて保管するようにできています。年齢を重ねると、昔のことはよく覚えていても、最近のことは忘れてしまうようになるのは、海馬の機能が低下するからです。

海馬をつかって覚えた記憶は、**「単純記憶」**と言います。テストのための一夜漬けの勉強やつけっぱなしのテレビから流れているニュースなどの記憶が代表例です。無理やり覚えたこと、特に強い印象なく耳に入った情報などは、そもそも忘れやすく、海馬の衰えとともにさらに忘れていきます。

一方、大きな感情の動きをともなった記憶は、**「感情記憶」**と呼ばれ、いくつになっても忘れにくい傾向があります。

たとえば、旅行先で交通機関にトラブルが生じて、駅や空港で足止めされた日のこと、あるいは降り続いていた雨が止み、楽しみにしていた景色を見ることができた瞬間など、あなたにもいつでも鮮明に思い出せる記憶があるのではないでしょうか。

その理由は海馬の突端部分にある、**「扁桃核」**と関係しています。

扁桃核は感情の豊かさを司る部位。「快・不快」「好き・嫌い」などの感情をともなう記憶は扁桃核を通り、「感情記憶」となって単純記憶よりも脳に強く定着します。

多くの医師たちがこうした機能に注目し、脳を若返らせることや認知症の予防にとって、扁桃核が重要なカギをにぎっていると考えています。

日常生活のなかで言えば、記念撮影をするときは「好きだ」「快適だな」といったプラスの感情で心が動く大きなチャンスです。

ここでいきなりシャッターを切るのではなく、**まずは五感を刺激してあげましょう。**

海辺なら波の音を聞き、夕焼けを眺め、友人と語り合ったあと、パシャリと記念写真を撮るようにする。これだけで感情の動きがともなう記憶となります。

すると、その行動は海馬とともに衰えていく扁桃核に対して新鮮な刺激となって、脳を若返らせてくれます。いきなりパシャリ、ではなく、まずは感じてください。

3 「銀行の窓口」でお金をおろしてはいけない！

駅の券売窓口やイベントのチケット窓口などは、年々自動化が進んでいます。お店の人がいる窓口は少なくなり、タッチパネル式の機械が導入され、「切符を1枚買いたいだけなのに……」と、その操作方法に四苦八苦されている人も多いのではないでしょうか。

スマートフォンやタブレットにも通じることですが、つかえるようになれば便利だろうけど、つかい方を覚えるまでが大変です。「面倒そうだな……」と尻込みしてしまうきもちはよくわかります。

しかし、**脳の若さを保つという点では、こうした新しい機器に挑むことに大きな意味があります。これまでふれたことのないもの、ためしたことのない方法を選ぶと、脳を刺激し、若返り効果が得られます。**また、やってみようという意欲、心の動きは前項で紹介した脳の「扁桃核」を刺激します。

3つ目のやってはいけないは、「銀行の窓口でお金をおろすこと」です。銀行の窓口も駅やチケット売り場と同じく自動化が進んでいますよね。

昔は当たり前だった対面での預金の預け入れや引き出し、振り込みは、完全にATMの仕事。番号札を取って窓口に行く人は少数派です。

この少数派に注目していると、利用者の中心は年配の方々です。理由は単純で、不慣れな機械にふれることなく、本人にとって慣れた手順で、担当者に任せてしまえばかんたんだからでしょう。

でも、この習慣がゆっくりと脳を衰えさせてしまうとしたら……。

なぜ、ATMでおろすと脳にいいのか？

認知症を疑ってクリニックにやってくる患者さんに、私がよくする質問があります。

「どうやってお金をおろしていますか？」です。

この質問に「ATMでおろしています」と返ってくれば、ひと安心。キャッシュカードを管理し、暗証番号も覚えていて、タッチパネルも操作できるなら認知症の可能性はかなり低くなります。

しかし、「窓口で」となったら、危険な兆候です。**習慣的に銀行の窓口を利用し、担当者に手続きのほとんどをお任せしてお金だけを受け取っているなら、要注意です。**

なかには「電話1本で、家までもって来てくれるんだよ〜」と教えてくださった方がいましたが、これはさらに危険です。

親切すぎるサービスを受けている背景には、「銀行のカードをなくした」「暗証番号を忘れてしまいATMで戸惑った経験がある」などの〝もの忘れのサイン〟が隠されていることがほとんどです。

できないから、してもらう。不安だから、やってもらう。この思考で行動していると、脳の機能は衰えていきます。人任せが当たり前になっていると、扁桃核への刺激が減り、意欲も低下してしまいます。

大切なことは、人任せにせず、能動的になること。銀行ではできるだけATMをつかって、新しい機械にふれてみましょう。

4　財布に「小銭」を貯めてはいけない！

認知症の初期段階の患者さんのお財布には、ある共通点があります。それは小銭入れがぷっくりと膨らんでいることです。

これはレジでの支払いの際、紙幣を出しているから。もちろん、紙幣で支払いをすませるのは、間違ったことではありません。ただし、その理由が**「小銭の計算が面倒だから」**となってくると、これは脳の老いのあらわれだと言えます。

たとえば、**９７２円の支払いに72円の小銭と千円札を出す。これは「お釣りを切りの良い状態にしたい」という意欲のあらわれです。**

ところが、脳の老いがはじまると意欲が減退し、72円を選ぶのが面倒になり、また計算能力も低下していくので、72円でお釣りの切りが良くなるという計算ができない状態になっていきます。

また、小銭を出すときにまごつき、自分のあとに並んでいるお客さんたちに申し訳ないと思うきもちも働くのでしょう。支払い時のストレスを避けるため、紙幣を出し、お釣りの小銭を受け取る。これが貯まっていき、小銭入れが膨らんでいくわけです。

日常的なお金の管理は、きわめて重要な脳のトレーニングです。

日々の買い物は、生鮮食品の値段の変化、他店との価格差、消費税の計算、ポイントの還元率への関心など、暗算で脳をきたえられる場面ばかりです。これを活用しない手はありません。

逆に、いつものコンビニでお弁当や惣菜をカゴに入れ、レジでは店員さんの素早い対応に遅れぬよう紙幣を差し出し、お釣りはそのままざーっと財布のなかに……とやっていては、脳が刺激を受けるチャンスはなくなってしまいます。

いま、財布にいくら入っていますか?

ご高齢の夫妻の場合、お金の管理は奥様に任せきりという話をよく聞きます。ご主人は、家にいくら貯金があるのかまったく知らないというケースも。これは認知症予防の観点からもオススメできる状態ではありません。

家計の管理を夫婦のどちらかに任せるのは家庭のルールとしてかまいませんが、すくなくとも、**お互いが日々のお金の動きには注意を払うべきです。**

今月、なにいくらつかったか？　財布のなかにはいま、いくら入っているのか？

毎月のローンの支払い額はいくらか？　預貯金などを含めた家計の資産はいくらか？

こうしたお金の現状に関心をもつこと自体が、脳を刺激します。

最低でも、次の5つは把握しておきましょう。

1．通帳、印鑑の場所
2．預貯金の金額
3．保険や年金の額
4．財布の中身
5．月の出費額

お金の管理に主体的になると、「貯金がこれだけ減った。ちょっとピンチ……」「今月は節約がうまくいった。うれしい！」など、感情が動きます。これがとても重要で、お金への関心は意欲となり、脳への良い刺激となるのです。

5 「カバンの中身」を放置してはいけない！

「久しぶりにひとり暮らしのお母さんの家に行ってみたら、キッチンやリビングが雑然としていた。前はあんなことなかったのに……」

こんなふうに、家事全般が得意で片づけ好きだったお母さんの異変に気づき、私のクリニックへ母子で来院される方はすくなくありません。思うように片づけができなくなるのは認知症の初期症状のひとつで、**「実行機能障害」**と呼ばれる症状です。

これは脳のなかで記憶を司る海馬が衰え、もの忘れが進むことで起きます。記憶力は片づけに必須のものであり、これが落ちてしまうと置き忘れやしまい忘れが目立つようになってきます。

その結果、どこになにをしまったのかを思い出せず、見つけようとしているうちに、探しもの自体を忘れてしまい、手が止まる。あるいは、なにかをしまおうとしても、どういう手順で片づけていいのかがわからなくなり、手が止まってしまう。片づけている間に、部屋はむしろ荒れてしまうわけです。

「いつ入れたかわからない」にご用心！

そこまで症状が進んでいない状態でも、「これは少し注意が必要かもしれない……」という置き忘れ、しまい忘れが出やすいところが2つあります。

ひとつは**冷蔵庫**。ここにつかいさしのマヨネーズやケチャップ、からしやしょうがのチューブが2本、3本と入っていたら要注意。まだ残っているマヨネーズの存在を忘れて、もう1本買ってきてしまい、しかもそれを開けてつかってしまうのは、置き忘れ、しまい忘れの一種です。

そして、もうひとつは**カバン**です。

日ごろつかっているカバンの底やポケットのなかをチェックしてみましょう。メモ書きやお店の割引券、ペン、老眼鏡など、〝**いつ入れたか定かではないモノ**〟が出てきたら、片づけに無頓着になっている証拠です。

特にひとつの仕事カバンを毎日つかうことの多い男性は、底のほうから完全に存在を忘れていたアイテムが顔を出すかもしれません。

では、こうした置き忘れやしまい忘れを遠ざけ、脳を若返らせるためになにをするべきなのでしょうか。

その日のファッションや行く先によってもっていくカバンを変える女性の手法を見習っていきましょう。その日、誰に会うのか、なにをするのか、段取りによって中身が変わってきます。

カバンの中身を片づけるのは、1日の行動プランを整えることにつながっています。**ずっと同じ中身でも間に合うのは、その人の毎日に変化がないことの印。刺激のない毎日は、脳を衰えさせます。**つまり、カバンにあれこれ詰めこみ、放置している状態は、脳の機能停止状態とも言えます。

その日の行動に合わせて、カバンの中身を整理し、行動をプランニングしていく。未来を予測し、想像力を働かせることは、いつも脳に新しい刺激をもたらしてくれます。カバンは行動の起点であり、意欲の源なのです。

6 「1年日記」をつけてはいけない!

以前、こんな相談を受けたことがあります。

定年退職後、新聞も取らず、テレビもあまり見ず、晴耕雨読で過ごしているという男性が、ある日**「あれ? 今日は何曜日だ?」**と日付と曜日がわからなくなり、このままの暮らしを続けていてはボケるのではないか、と心配になったと。

たしかに、仕事をしている間は、よほど忙しくて徹夜続きということでもなければ、「今日は何曜日だ?」とわからなくなることはありません。

今日は何月何日、何曜日で、いついつまでに仕上げなければいけない案件があり、明後日はどこどこで誰々に会う予定がある。そんなふうに日付、時間、場所によって自分のすべきこと、やらなくてはいけないことを把握しながら暮らしています。

ところが、これが、仕事から離れるとゆるやかに崩れはじめます。それが認知症にまで進んだ際にあらわれるのが**「見当識《けんとうしき》障害」**です。

「いまが平成何年かわからなくなる」「家にいるのに、『家に帰る』と玄関から出て行ってしまう」など、認知症の中核症状のひとつで、時間や季節、いまいる場所などがわからなくなる障害です。

この見当識障害の予防にもなり、暮らしの軸を安定させるために役立つのが、**「日記をつける」**ことです。

日記をつける以上、否応なく日付と曜日に敏感になりますし、その日の出来事を思い出して、ペンを手に取り、指を動かしながら書き記していく一連の作業は、間違いなく脳に良質な刺激を与えます。

日記帳代わりにパソコンや携帯電話をつかっている人もいますが、できれば手で字をかくことをオススメします。パソコンや携帯電話では漢字を変換する場合、出てきた候補から選ぶだけです。でも、自分で考えながらかく場合は、漢字を思い出さなくてはいけません。これも脳の良い刺激になります。

また、**日々の出来事を思い返し、自ら文章にしてつづっていくことで情報のインプットとアウトプットがくり返され、脳に記憶を定着させやすくする効果もあります。**

ただしこの日記、ひとつ注意があります！

「10年日記」が脳を若返らせる！

日記をつけるなら1年日記ではなく、**5年日記や10年日記などの「連用日記」のほうが効果的です。**

連用日記なら、たとえば12月6日の日記をつけながら1年前、3年前の同じ日のことを振り返ることができます。昔を思い出すことには発見があります。去年のいまごろはこんなことを考えていたのか、3年前はこんなふうに過ごしていたのか、と。

記憶力は記憶を再認識することで強化され、情景や言動を思い出すワクワクで感情が動き、扁桃核を刺激します。これが脳を若返らせ、ボケを遠ざけてくれます。

加えて、5年日記、10年日記を購入するという行為そのものがとても**意欲的**です。65歳で5年日記を買うことで、60代の残り5年間を実りあるものにしようというきもちが高まります。90歳で10年日記を手にすると、１００歳の大台まで元気でいようという思いがあらたになるでしょう。１年よりも5年、10年の連用日記です。

7 話に「結論」を求めてはいけない！

相手の話を聞き、自分の過去の記憶を思い出しながら語っていく。情報のインプットとアウトプットがくり返されるので、人と会話をすることは、それ自体が脳を若返らせるトレーニングになります。

その点、**「おばちゃん」**（あえて、おばちゃんとかかせていただきますね）のコミュニケーション能力は本当にすごい。つい先日もこんなことがありました。

あるお店のカウンターでひとりランチをしていると、私の隣に座った60代とおぼしきおばちゃんが、その隣の席にあとからやってきた同世代のおばちゃんと楽しげに会話をはじめました。

聞くともなしに聞いていると、それぞれが血圧の数値をネタに共感し合い、近辺のおいしいお店の情報を話しています。

とはいえ、相手の話を聞いて盛り上がるというよりは、お互いがお互いの話したいことを話したいようにぶつけ合っているように聞こえました。内容も起承転結があるわけでもありません。

なにより驚いたのは、ふたりはどうやら初対面だったのです。食事を終えると携帯電話を取り出し、電話番号を交換。すっかり以前からのお友だちといった雰囲気で店を出て行きました。

と、ここまで読んで男性の読者の多くは**「で、なにが言いたいの？」**と思われたかもしれません。でも、その論理的な思考によって、会話の機会を遠ざけてしまっているケースが多々あるのです。

たとえば、レストランのカウンターに男性のひとり客がふたり来たとしましょう。私も含め、3人が横並びになっても会話が生まれることはまずありません。黙々と食事を終え、それぞれが店を出て行くはずです。

なぜなら、**男性の多くは、会話に目的を必要とするからです。**

「今日は○○の方針を決めます」という会議ならば、それぞれの立場から発言することができます。ところが、いわゆる初対面同士の雑談は苦手です。一方、おばちゃんたちは出会いの瞬間、瞬間を楽しみ、感情のおもむくままに会話を重ねていきます。

男性は論理的に話すことで、脳の一部しかつかっていませんが、女性は感情のままにしゃべることで脳のいろいろな部位をつかいながら会話をしています。

そんなおばちゃんたちを見習うべき点は、3つあります。

1．まず話しかけること。内容は、自分ごとでOK

2．「この話は前もしたっけ？」を恐れない。堂々と同じ話をする

3．相手の話を受け止め過ぎない。聞き役に徹しない。話すことが大事

その話法は感情的で、内容は行ったり来たり、進んだり戻ったり……。ついつい男性は「で、なにが言いたいの？」「結論から先に言えよ」などと思ってしまいます。

でも、そんな指摘こそが、脳を老いさせるとしたら……。

一見、ムダ話のようでも感情が湧き上がる会話は、脳を刺激します。話しながら大笑いする、話しながら涙を浮かべる。日常的にそういう会話をしている人はボケません。逆に沈着冷静で、話に結論を求めるのは、脳への刺激を遠ざける行いなのです。

8 「お風呂」に肩までつかってはいけない！

あなたはシャワー派でしょうか？　お風呂派でしょうか？

体の汚れを落とすだけならばシャワーで十分ですが、脳の老化を防ぐためには、断然、お風呂派を支持します。なぜなら、入浴には3つの大きな効果があるからです。

1. 浮力作用…お風呂につかると、普段体重を支えている筋肉や関節の感じる重さは約9分の1になります。重さから解放されることで、筋肉の緊張からくる脳へのストレスも減少していきます。その結果、脳の疲れもとれるので、注意力や判断力が回復していきます。

2. 温熱作用…お湯につかると体が温まりますよね。すると、全身の血流が良くなり、たまっていた老廃物や疲労物質が取り除かれ、コリがほぐれていきます。ゆったり温まることによるリラックス効果で、脳の疲れも癒されます。

3．水圧作用…お風呂につかると体は水圧を受けます。この圧力によって足にたまっていた血液がおし戻され、心臓の働きを活発にし、血液の循環を促進。温熱作用と合わせ、血流を良くしてくれます。

また、腹部にかかる水圧が横隔膜をおし上げてくれるので、呼吸を楽に行うことができるようになります。新鮮な酸素が体中に届き、体の疲れを癒やしてくれます。

1日の疲れを癒やすため、ゆっくりとお風呂に入る。これが一番です。

みぞおちまでつかって、口角をにっと上げる

しかし、注意していただきたいこともあります。それは**「湯船に肩までしっかりつからないこと」**です。心臓よりも高い位置まで湯につかると、水圧で血管がぎゅっとおさえつけられてしまいます。

すると、手足や内臓の静脈が圧迫され、血液が心臓に向かって一気に移動しはじめます。本人はいい湯だな～と思っていても、心臓は増えた分の血液を汲み出すために無理して働くはめになります。

仮にこの状態のまま長湯をすると、全身の血流が落ちてしまい、心臓や肺に大きな負担がかかります。しかも、問題はそれだけではありません。お湯から上がるとき、今度は手足や内臓の静脈が水圧から解放され、一気に弛緩《しかん》します。その状態で立ち上がるため、重力の影響で下半身に向かって血液が勢いよく流れだします。

その結果、一時的に脳へ送られる血流量が減り、目の前が暗くなる。これは起立性低血圧と言って、いわゆる「立ちくらみ」。そのまま浴槽や床に倒れてしまって、骨折するといったケースもすくなくありません。

こうしたリスクを避けるためにも、湯船に肩までしっかりつかるのはやめてください。**オススメは、みぞおちまでつかる半身浴。湯温はぬるめの38〜40℃で、ゆったりつかり、自律神経を整えましょう。**

また、**入浴しながら、口角を上げたり、口をすぼめたりなど、表情筋のトレーニングをやってください。**なぜ、表情筋かと言えば「ホムンクルスの図」（30ページ参照）で唇が手や指と同じく大きな割合を占めていたように、**口を動かすことによって脳への血流が良くなるからです。**あわせてお気に入りの歌でも口ずさめば、脳に快適な刺激が届き、さらに疲れが癒やされるはずです。

9 痛くなってから「歯医者」に行ってはいけない！

再び「ホムンクルスの図」（30ページ参照）を思い出してみてください。口は、手や指と同じく、脳に大きな刺激を与える部位です。

ですから、話したり、歌ったり、顔の筋肉を動かしたりすることが脳への良い刺激になります。

しかし、それ以上に大きな刺激を与える方法があります。

それは、**噛むこと**。

歯と歯を噛み合わせたときの感覚は、歯根《しこん》にある歯根膜から脳に伝わります。**この刺激は、脳の運動野や感覚野だけでなく、記憶や思考、意欲を司っている海馬を活性化させます。**

ただし、こうした刺激は「自分の歯」だからこそ、伝わるということもわかっています。

「入れ歯」でも噛むことはできますが、繊細な感覚を感じとることはできません。歯は噛んでいるだけでなく、やわらかい、硬いなどの歯ごたえを感じとっています。

理想としては、80歳で20本の自分の歯。

これは「8020運動《ハチマルニイマルうんどう》」として、日本歯科医師会が進める健康な歯のスローガンでもあります。

脳を若く保っていくためには、自分の歯を残し、きちんと噛める状態をキープすることが大切です。

実際、東北大学が行った高齢者の歯の残存数とその認知症との関係についての研究では、**健康な人は平均14・9本の歯が残っていたのに対し、認知症の疑いのある人は平均9・4本。**

残っている歯が少ない人ほど、記憶や学習能力に関わる海馬、意思や思考の機能に関係する前頭葉の容積がすくなくなっていたこともわかりました。

この結果から、自分の歯がなくなり、よく噛める状態が失われると、脳が刺激されなくなり、その働きに影響が出てくることが判明したわけです。

中高年は歯がいのち！

最近の研究では、**よく噛まないで食事をしているとアミロイドβ蛋白《ベータたんぱく》というアルツハイマー型認知症の原因と考えられている物質が大脳にたまりやすく、脳細胞が減る可能性が指摘されています。**

広島大学で、食べ物をよく噛むことができる正常なマウスと、元々歯がなくやわらかいものしか食べられないマウスを比べた研究が行われました。その結果、歯のないマウスのほうには、大脳皮質にアミロイドβ蛋白が沈着し、老人斑が多数発生、さらに、記憶や学習能力に関わる海馬の細胞数が少ないことが判明したのです。

よく噛んで食べることができなければ、咀嚼《そしゃく》によって中枢神経が刺激されにくくなり、アルツハイマー型認知症を引き起こしてしまう可能性が高まるわけです。

そこで、**重要になってくるのが、歯のケアです。**いまは、虫歯ができて痛みを感じてから歯科に行き、歯を抜いたり、治療する時代ではありません。定期的に歯科医にきちんと診てもらい、歯石の除去などをしてもらいましょう。歯の抜ける最大の要因である歯周病の予防にもつながります。

10 「下剤」で便秘を解消してはいけない！

便秘と聞くと女性に多い悩みのように思いますが、年を重ねると男性にも増えてくる症状です。日本人の便秘もちの年齢・性別の調査（厚生労働省　平成22年国民生活基礎調査）によると、男性の便秘は50代から増えはじめ、75歳以降では男女でほぼ同じ人数になるというデータが出ています。

実際、クリニックでも下剤の処方を望まれることが多いのですが、私はできるだけ薬をつかわず、腸内環境を整えることをオススメしています。

というのも、**腸内の善玉菌を増やすことは、健康維持に役立つだけではなく、認知症の予防、改善につながる**、と考えられているからです。

たとえば、「いきがい」や「やすらぎ」を与える神経伝達物質のセロトニンや「やる気」「活力」を生み出すドーパミンの多くは、腸によって生み出されて脳に運ばれています。

急性期には下剤で便を出すことも大切ですが、薬での改善は一時的なもの。腸の状態は脳の活力と密接に関係しているので、できれば腸内環境そのものを改善させていきたいのです。

そもそも人間の腸内には、100兆個以上の腸内細菌が存在しています。そのうち体に有益な働きをするものが、**善玉菌**。悪影響を及ぼすものが、**悪玉菌**。そして、善玉菌・悪玉菌のどちらか優位なほうへと加勢する**日和見菌**です。

この3種類の腸内細菌の総数はほぼ一定で、通常は善玉菌と悪玉菌が腸内でお互いに勢力争いをくり返しています。

しかし、なにかのきっかけで悪玉菌が増えて優勢になれば、日和見菌は悪玉菌に加勢して腸内環境が一気に悪化します。

すると、腸が衰え、便秘や下痢を引き起こしやすくなります。

ここで注意したいのは、「たかが便秘」と侮らないこと。腸内環境の悪化は脳の衰えと直結しています。というのも、腸が衰えると健康な脳にとって必須のビタミンB

群、鉄分、トリプトファンといった栄養が十分に吸収されなくなってしまうからです。
この状態を放置していると、認知症を招きやすくなると考えられています。

かつお節で脳が活性化する!?

事実、健康な高齢者とアルツハイマー型認知症を発症している高齢者、それぞれの腸内に注目した研究によると、**アルツハイマー型認知症の高齢者の腸内では悪玉菌が増え、反対に善玉菌が減少していました。**

一方、善玉菌が増え、日和見菌を味方につければ、腸内環境は良くなります。すると、免疫力が高まり、全身の新陳代謝が活性化。ビタミンB群などの必要な栄養が腸から十分に供給されるため、脳の働きも良くなっていきます。

つまり、腸内を整えることで便秘も解消され、結果的に脳も元気になっていくわけです。**善玉菌を増やすには、善玉菌が大好物なかつお節や納豆、味噌などの発酵食品が効果的。**

下剤に頼らず、食事を変えて、脳にとって快適な腸内環境を実現しましょう。

11 「匂い」を嗅がずに食べてはいけない！

匂いを嗅ぐことは、**脳に刺激を与え、認知症を予防する効果があると考えられています。**今日からぜひ、普段、嗅いだことのないモノの匂いを嗅いでみてください。

たとえば、この本の紙の匂い、お財布のなかのお札の匂い、座っているソファの匂い、手元にあるスマートフォンの匂いなど、身近なモノの匂いに関心をもってください。それが脳を元気にしていきます。

なぜ、匂いを嗅ぐことにそんな効果があるのかというと、鼻の粘膜には脳からの細い神経が直接つながっているからです。

そして、神経から伝わってきた匂いという情報を感じとる働きをしているのが、脳の嗅覚野《きゅうかくや》。この嗅覚野は、記憶を司る海馬とつながっている〝嗅内野《きゅうないや》〟という部位ととても近い場所にあります。

そのため、匂いによってこんな現象が起きます。

・潮の匂いで昔、住んでいた街を思い出す
・香水の匂いから特定の人のことを思い浮かべる
・花の匂いを嗅いでどこかの場所に思いを馳せる
・味噌汁の香りで子どものころのことを思い出す

つまり、**匂いを嗅ぐことで嗅覚野が刺激され、それが海馬に届くことで記憶がより強く定着されるわけです。**そして、同じ匂いを嗅いだときに、忘れていたはずの記憶がよみがえってくる。匂いは、記憶と結びつきやすいのです。

アルツハイマー型認知症は、匂いがわからなくなる

ただし、こうした人間の機能はつかわれなくなると衰えていきます。

嗅覚もつかわれなくなると働きが悪くなり、脳へ刺激を与える機会も減ってしまいます。たとえば、アルツハイマー型認知症では、もの忘れのような〝**記憶障害**〟より

も〝**嗅覚障害**〟が先にあらわれることがあります。

患者さんを診ていると、嗅覚が鈍くなって匂いがわからなくなったことによって、食べ物の好みが変わってしまうケースも。

こうした嗅覚の衰えを遠ざけるためにも、日ごろから積極的に匂いを嗅ぐ暮らしを心がけてください。

食事をするときは料理の香りも一緒に楽しんだり、外に出て普段とは違う空気を鼻で感じとったりして、〝意識して〟匂いに敏感になってみましょう。それが脳に良い刺激を与え、若々しい脳をつくります。

おわりに

私の働くクリニックの壁には、ちょっとへこんだ場所があります。その傷は、駐車場から発進しようとしたクルマが壁に衝突してできたものです。運転していた高齢の男性は、「アクセルとブレーキを踏み間違えた」と苦笑いしていました。

幸いけが人もなく、傷んだ壁を修理しただけですみましたが、じつはこの事故の背景には「脳の老い」が関係しています。

運転していた男性は、少しだけ認知症がはじまっている状態でした。

認知症には誰が見てもそれとわかる段階と、その前段階である早期認知症（ＭＣＩ）があります。

厚生労働省の研究班の調査（２０１２年）によると、65歳以上の高齢者のうち、認知症の人は推計15％、約４６２万人に上るとされています。

この数字だけでも驚きですが、同調査では認知症になる可能性のあるＭＣＩが疑われる高齢者も約４００万人いると報告されました。

合わせて約９００万人。65歳以上の４人に１人が認知症とその〝予備軍〟となる計算です。

親ゆびの冒険を締めくくるあとがきで、わざわざ恐ろしい数字を明かしたのは、あなたを怖がらせるためではありません。

ＭＣＩは誰もが発症する可能性のある症状で、なおかつ、発症後も日常生活は普通に送ることができます。クルマの運転もできますし、料理にも買い物にも、仕事にも支障はありません。

ただ、ときどきアクセルとブレーキを踏み間違えるなどの危険な行動をしてしまうのです。

医師の立場からすると、ＭＣＩは運命の分かれ道だと言えます。

そのまま認知症に進展してしまうのか。

それとも1日も早く対応を開始して、ボケを遠ざけるのか。

MCIは、認知症予備群と診断されますが、日常生活には支障がない状態です。

また、かならず認知症に進展するわけではありません。

意欲を持って自分の力で脳を鍛えれば、認知症にならないですむ確率は確実に高まる状態なのです。


そう、「意欲」と言えば、親ゆびです。


親ゆびを刺激すれば、脳が活性化されます。

当クリニックの壁にクルマで接触した男性も、その後は、脳リハビリで親ゆびを動かしています。

まげる、のばす、にぎる、ひねる、タップする。

親ゆびが動くとき、脳の血流が上がり、機能が向上していきます。

すなわち、ボケを遠ざけ、脳を若返らせていくわけです。

本書の締めくくりは近づいていますが、あなたの親ゆびと脳の冒険はまだまだ続きます。ぜひ、ここで紹介した「親ゆび刺激法」を生活習慣に加えてください。継続することで、会話のなかから「あの人が」「あそこで」「あれが」「あれして」が減っていきます。

年齢のせいとあきらめていたもの忘れも改善するでしょう。親ゆびが、あなたの毎日を大きく変えることを願っています。

長谷川嘉哉

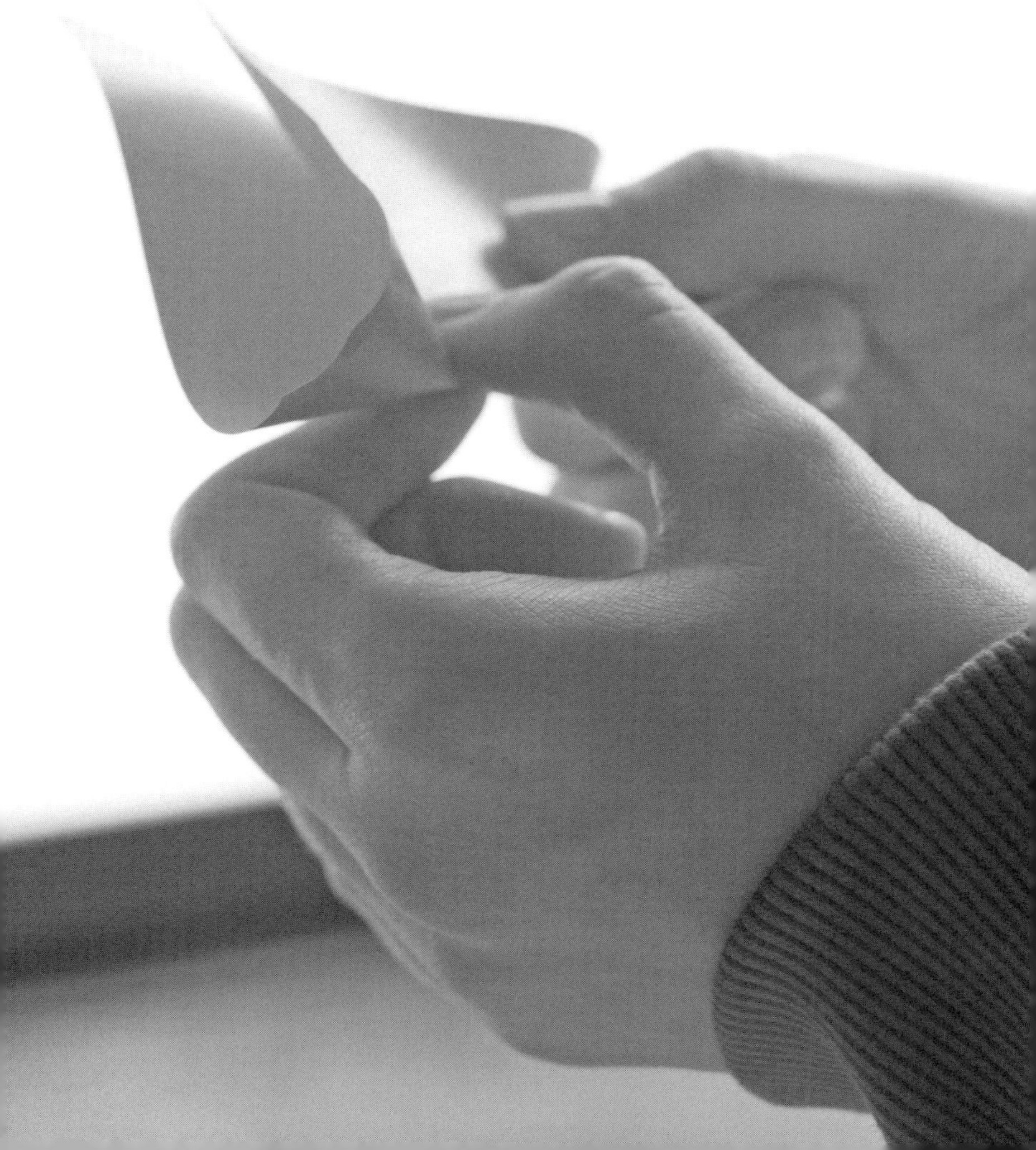

【著者プロフィール】
長谷川嘉哉（はせがわ・よしや）

1966年、名古屋市生まれ。名古屋市立大学医学部卒業。医学博士。毎月1000人の認知症患者を診療する、日本有数の認知症専門医。指と脳の密接な関係性を研究し、独自に開発した「親ゆび刺激法」を認知症の予防や脳リハビリに役立て、大きな成果をあげた。それが話題を呼び、全国から講演、執筆の依頼が殺到。2000年には、認知症専門外来および在宅医療のためのクリニックを岐阜県土岐市に開業。半径100キロ圏の遠方からも多くの患者さんが集まり、開業以来、３万件以上の訪問診療、400件以上の在宅看取りを実践している。

親ゆびを刺激すると脳がたちまち若返りだす！

2015年12月７日　初版発行
2016年４月５日　第15刷発行

著　　者　長谷川嘉哉
発 行 人　植木宣隆
発 行 所　株式会社サンマーク出版
〒169-0075 東京都新宿区高田馬場2-16-11
電話 03-5272-3166（代表）
印　　刷　共同印刷株式会社
製　　本　株式会社若林製本工場

ISBN978-4-7631-3506-3 C0036
ホームページ　http://www.sunmark.co.jp
携帯サイト　http://www.sunmark.jp